あなたのカラダとココロに寄り添う

更年期との つき合い方

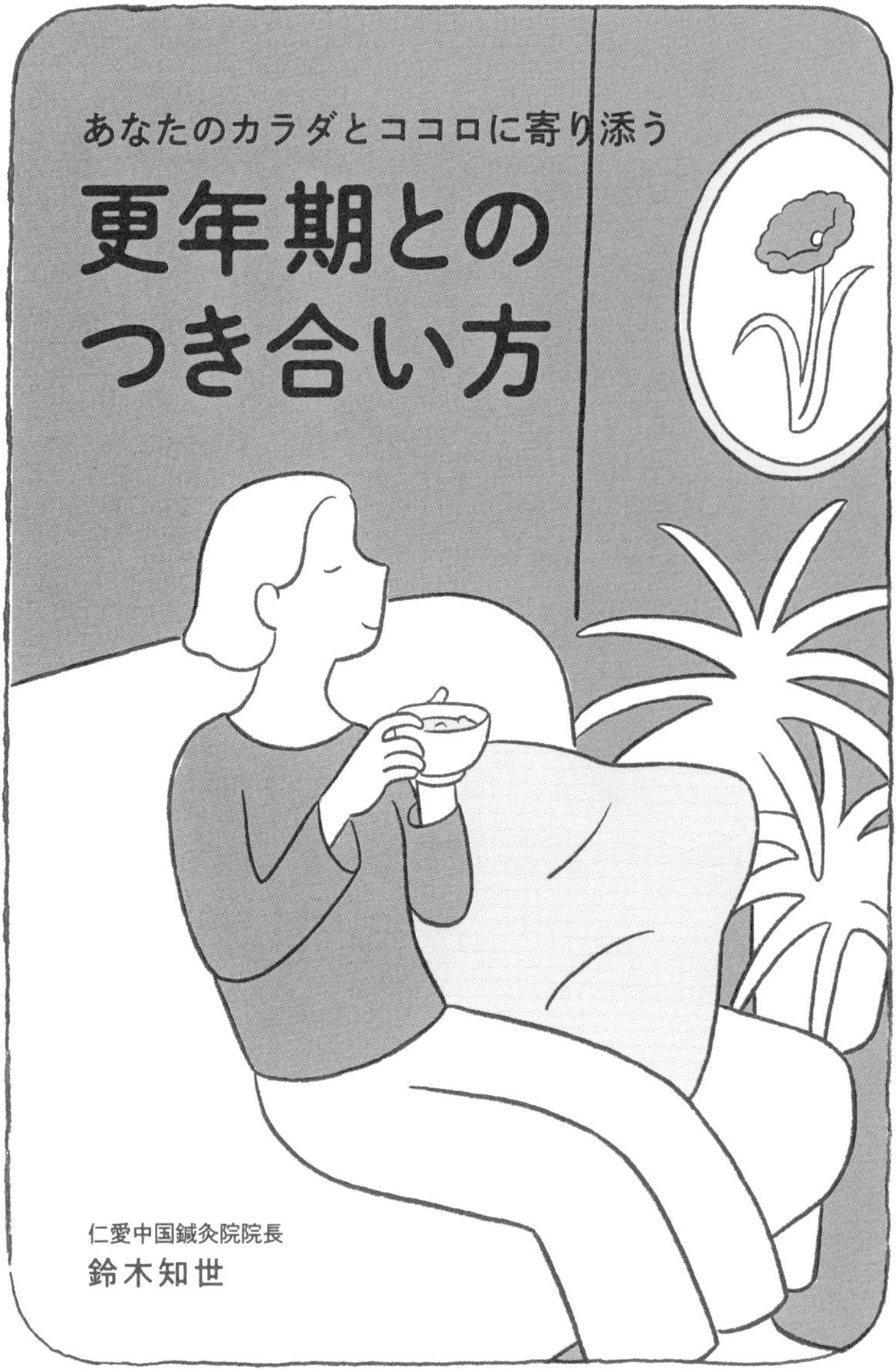

仁愛中国鍼灸院院長
鈴木知世

河出書房新社

はじめに

女性は誰にでも訪れる更年期。
――閉経すること？　女性ホルモンが減ること？
――さまざまなつらい症状があると聞くけど、薬で治せないの？

「これから」の人も、「まさに今」の人も、
そして、「少し落ち着いてきたかな」という人も。
ご自身の体と心の変化に戸惑い、
一体どうしたらいいのかと不安になることでしょう。

これまでも私たちは、生理の前になると
女性ホルモンの変化によって体と心を揺さぶられてきました。
更年期ともなると、その揺らぎは非常に大きなものとなります。

けれど、その更年期は個人差が大きいのもまた一つの特徴。
複合的に症状が現れ、とてもつらい思いをする人がいる一方で、
症状が軽い、またはあまり不調を感じずに過ごせる人もいます。

誰だって穏やかに過ごせるほうが嬉しいですよね。
できるだけ体と心に負担が少なく、なるべく医者や薬に頼らず、
更年期と上手くつき合い、
乗り切っていただきたいという思いから、本書を著しました。

この本は、東洋医学式の視点や考え方、対処の仕方をもって
更年期の悩みを抱える皆さんに寄り添う本です。
更年期症状は個人差があるとお話ししました。
この個人差は体質によるところが大きいのですが、
東洋医学は体質改善をとても大切に考える医学です。
「おうち養生」として、
食事・生活習慣・気候とのつき合い方・運動の４つの項目で、
更年期への考え方や症状緩和の対策などを紹介しています。

どうかこの本が、悩み苦しむあなたの日々を、
ほんの少しでも楽にする手助けになりますように。

鈴木知世

目次

PROLOGUE
東洋医学における更年期の基礎知識

CHAPTER 1

プレ更年期（42歳前後）

体からのサインを見逃さない

CHAPTER 2

ミッド更年期（49歳前後）

変化に対応する術を身につける

CHAPTER 3

ポスト更年期（56歳前後）

少ない女性ホルモンで穏やかに過ごす

●**運動**

CHAPTER 4

体質セルフチェックとセルフマッサージで更年期対策

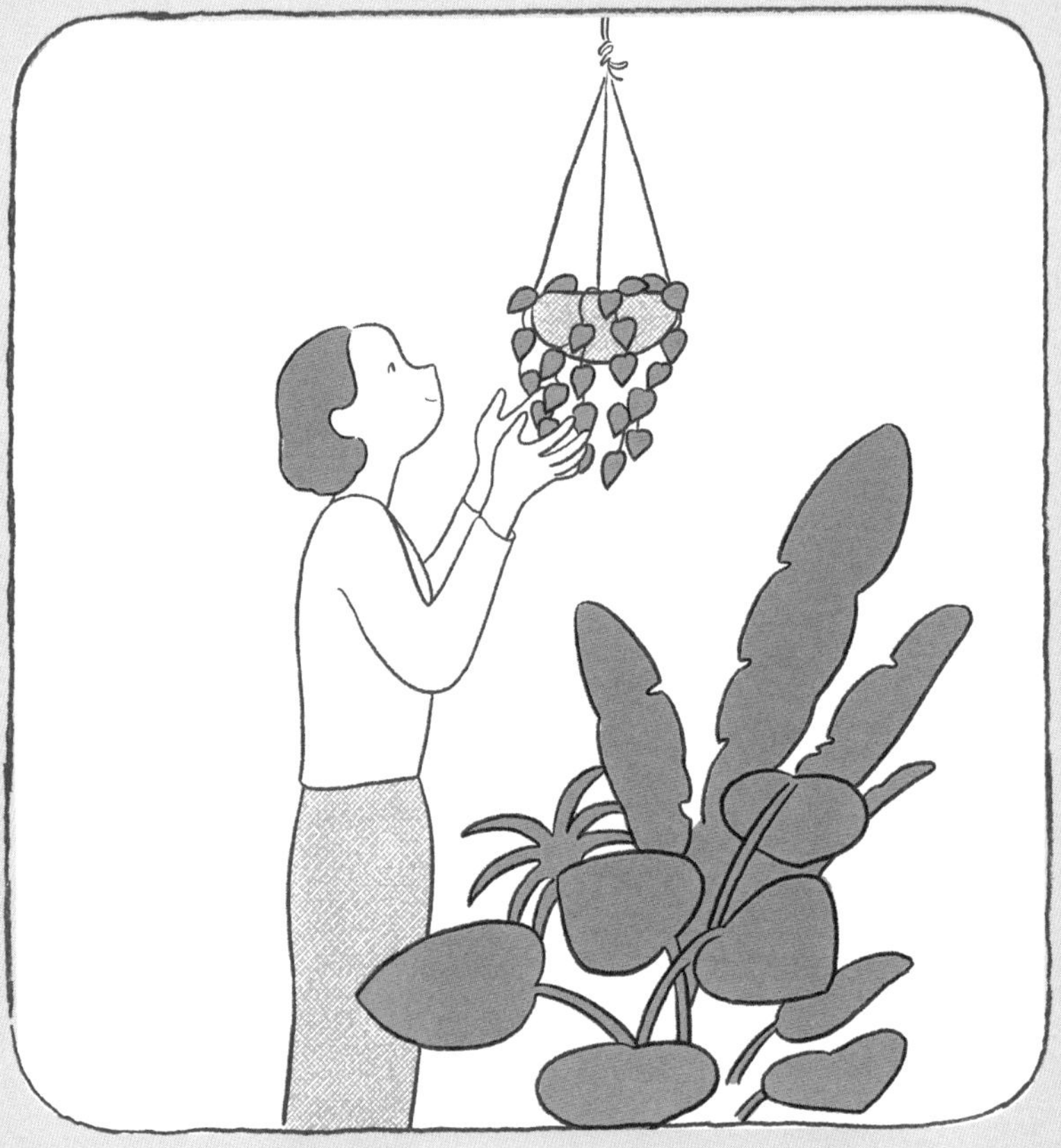

PROLOGUE

東洋医学における更年期の基礎知識

風邪を引いた時、風邪薬を飲んで熱を下げたり、咳を止めたりしますね（対症療法）。このように、西洋医学では現れている症状や体の悪い部分に対して直接アプローチし、治療したり症状を緩和させたりします。一方、**東洋医学は、体の外に現れた不調を、体の中から根本的に治す・改善することを重視します。**また、症状の出ている部位だけでなく、体全体を診ながら不調と向き合います。**体質改善や自然治癒力を高めることで、その時だけでなく、継続的に健康でいられるようにしていく**のです。

更年期になると、さまざまな症状に悩まされます。そして、その症状には個人差があります。元々の体質や性格、食事・運動量といったそれまでの生活習慣によるところも大きいでしょう。加えて、更年期の年代は家庭（育児や介護）や社会環境（職責や立場など）でストレスや過度な疲労が溜まりやすくなります。こうしたこれまでの人生の過程が、更年期の心身に影響を及ぼしてくるのです。

逆に言えば、**自分の体と向き合い、体の声に耳を傾け、自分の日々を振り返って行動を変えることで、つらさを和らげることができるということ。**そのお手伝いは東洋医学が最も得意とするところです。まず、「自分の体は今どういう状態なのか、何が不足していて何が過剰なのか」を体からのサインを元に考えます。その上で健康であるためにどのようにしたらよいのかを食事や運動、生活習慣などの観点から考え、実行していきます。これらの「養生」を、症状が出始める前から実践することも更年期を乗り切る秘訣といえるでしょう。

このプロローグでは、東洋医学における更年期の基本的な考え方や心身の捉え方についてお伝えしていきます。その上で、チャプター1〜4の具体的なアプローチを読み、試してみてください。自分の体と心に向き合い、見つめ直していきましょう。

基礎

女性は7の倍数が節目の時

東洋医学では、人の命に「陰陽」があると考えられています。生まれる前（胎児）は「全陽」。生まれて最初の呼吸をすると「陰」が生じ、そこから徐々に陰が増えていきます。女性は7の倍数の28歳の時、この陰陽のバランスが最も整うとされています。そして、さらに年を重ね、**「7歳×ステージ7」＝49歳を「閉経」の時**として捉えます。まさに日本人女性の閉経の平均は49〜50歳。二千年以上続く東洋医学の大基本は、寿命が延びた現代でも何も変わっていないのだということに驚かされます。西洋医学では、閉経前後の10年を「更年期」としていて、45〜55歳がこれにあたります。

本書では、**東洋医学の基本である「女性のホルモン変化は7の倍数」を主軸に、42歳頃をプレ更年期、49歳頃をミッド更年期、56歳頃をポスト更年期としました**。閉経の時期には個人差があります。自身の体の変化と照らして考えてください。

7の倍数で体の変化が出る 女性の年齢ステージ

ステージ	年齢	体の変化
1	7歳	乳歯から永久歯に生え変わります。
2	14歳	初潮を迎えます。（第二次性徴）
3	21歳	女性としての体ができ上がります。健康美の旬を迎える年齢に突入。
4	28歳	女性としてのピークであり、完成期を迎えます。
5	35歳	ちょっとしたところではありますが、「年齢」を感じ始めます。
6	42歳	**プレ更年期**　生殖能力的には最後のステージであり、更年期を健やかに過ごすための準備の時期です。
7	49歳	**ミッド更年期**　閉経を迎えます。著しく女性ホルモンが減少するため、更年期と上手く向き合いたい時期です。
8	56歳	**ポスト更年期**　更年期を乗り越えながら、新たな自分と出会う時期です。

女性の体と子宮の変化

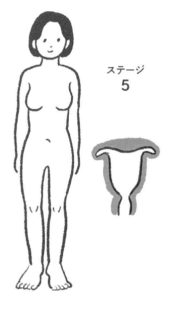

ステージ
5

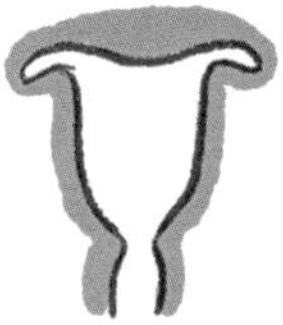

35歳

エイジングを意識し始める頃

肌のハリ・ツヤが失われて、髪のパサつきも。もう若くないなと感じてくるが、まだまだ元気で活力がある。出産する人も多い年齢。

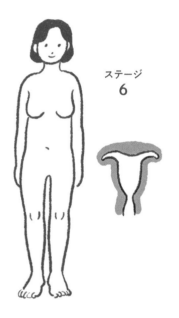

ステージ
6

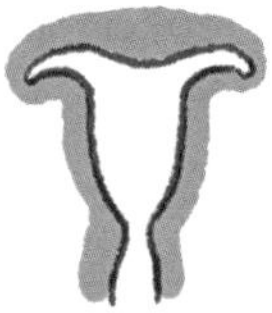

42歳

プレ更年期

白髪が出始め、肌のかさつきやシワが気になり始める。子宮内の弾力の低下し、また生理周期の乱れが見られるようになる。

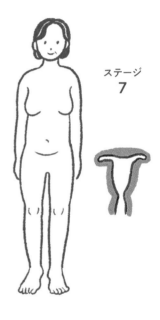

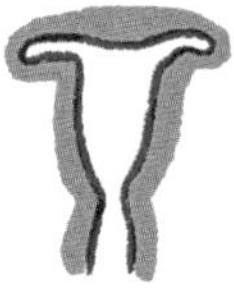

ステージ
7

49歳

ミッド更年期

閉経。卵巣の働きが低下し、子宮内膜・筋層もさらに萎縮。気持ちが落ち込みがちに。女性ホルモンの乱れから自律神経症状も気になる時期。

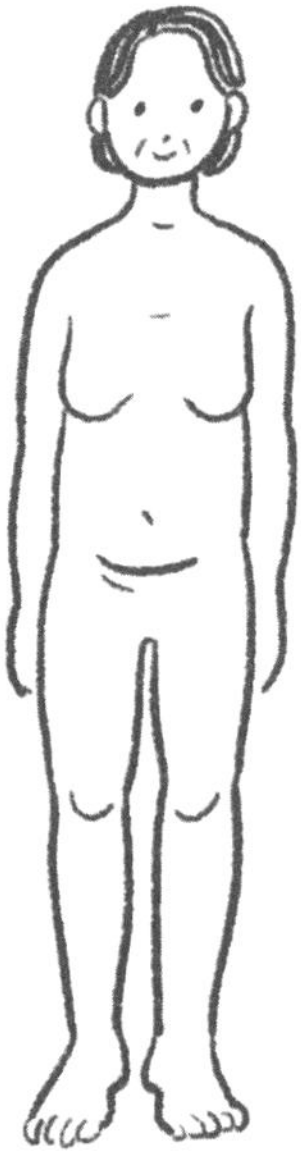

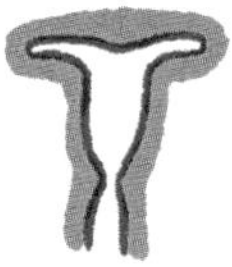

ステージ
8

56歳

ポスト更年期

白髪・シワが増えて、肌はますます乾燥しやすくなる。血管が硬くなり、骨が脆くなりやすいため、血管系の疾患や骨粗鬆症などに注意が必要。

基礎

更年期は閉経前後の10年間の期間

西洋医学では、12ヶ月生理がない状態（無月経）が続いた時、一年前を振り返り「閉経」とします。その閉経の前後5年間、合わせて10年を「更年期」と呼びます。つまり更年期は、女性が過ごす特定の「期間」のことで、病気ではありません。日本人女性の閉経の平均年齢は、約50歳。とはいえ、個人差が大きく、40代で閉経する人もいれば、50代後半頃まで生理が続く人もいます。

更年期に現れる症状を更年期症状といい、症状が重く、日常生活に問題があるレベルだと「更年期障害」といいます。女性ホルモンであるエストロゲンの分泌量の低下、卵巣機能の低下などが原因と言われています。更年期障害がひどくなると、病院での治療が必要となるケースもあります。また、更年期症状と何らかの病気を区別することも大事なことになります（145ページ参照）。

基礎

「あきらかに更年期」さんと「なんとなく更年期」さん

更年期を前にすると不安になったり、体に不調が出始める女性は多いでしょう。更年期症状は、症状自体もつらさも人それぞれで「重い人」と「軽い人」がいます。前者を「あきらかに更年期」さんと呼びましょう。あきらかに更年期だなと自覚できる代表的な症状はホットフラッシュ（のぼせ）。特に上半身の熱が強くなり過ぎるのが特徴です。ほてりや異常な発汗、不眠やイライラなどの症状も出やすく、自分で「あれ？」と気づくケースが多いです。

これに対して「なんとなく更年期」さんは、目立つ体の不調は少なく、落ち込みやすくなったり軽いめまいがあったりする程度。このタイプは「自分に更年期症状はない」と思っている人も多く、気がつかない分、実はたちが悪いとも言えます。ちょっと疲れが溜まったかな、と軽く考えて無理をしてしまい、症状が長引いたり悪化したりすることもあります。

基礎

「頭寒足熱」が更年期の養生の基本

東洋医学における「更年期」対策の基本は、体の上部の熱を冷まし、下部の冷えを温めること＝頭寒足熱《ずかんそくねつ》です。体が弱ったり、加齢によって疲れが出やすくなったりすると、体内の上下の循環が上手くいかず、体の上部に「熱（火）」を持ち、下部は冷えてしまうので、これをそれぞれ対処しようという考え方です。特に、呼吸が小さくなったり、緊張やストレスが高まったりすると、横隔膜辺りで気が詰まり、触ると硬くなります。こうなると、さらに、上の熱と下の冷えが遮断されやすくなり、症状が増悪する傾向にあります。

頭や顔は熱く、その熱が冷めにくくなるのに、足は激しく冷えます。さらに、代謝が落ちて血流が悪くなると、水分を溜め込み、「冷えむくみ」という状態になります。更年期においては、特に、「火」の原因となる精神的ストレスを減らし、一方で体をクールに保ち、心を鎮静させることが大切になります。

上の「火」の症状と
下の「水」の症状

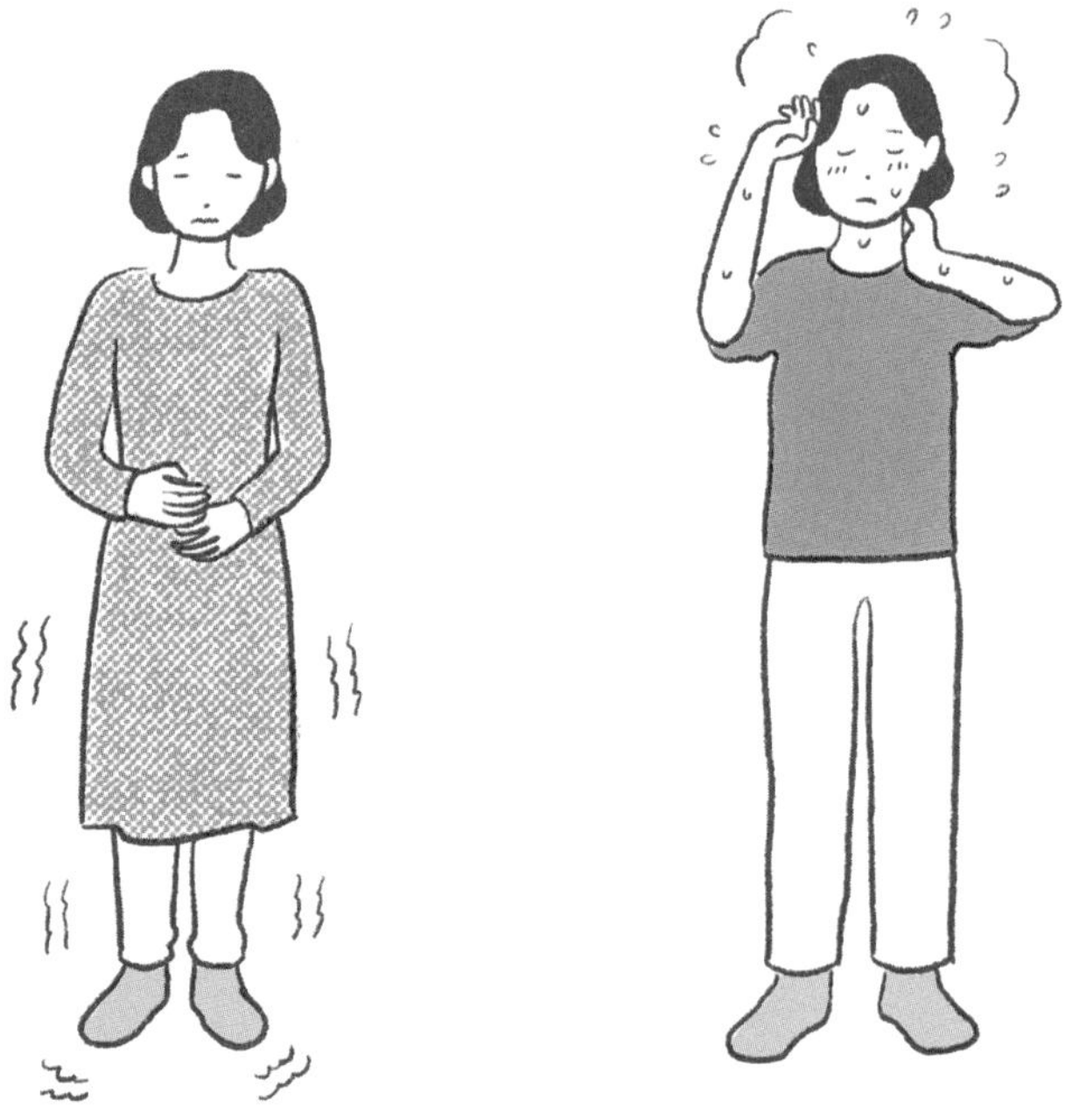

下の「水」の症状は足先から下半身、さらには腰やお腹までが冷えること。代謝が落ちて血流が悪くなり、余分な水分を溜め込んで、むくみを伴う場合もあります。ツボ押し、足首や下半身の運動、足湯などして、足先から下半身を温めましょう。

上の「火」の症状としては、頭や顔面に熱を持ち、ホットフラッシュや発汗、めまいや頭痛が起こります。また、不眠がちにもなります。温かいスープや季節にあった食事をとり、呼吸を助けて自律神経を整えるツボ押しや運動などをして、頭の熱を冷まします。

基礎

生命力が宿る「腎」に「元気」を補う

東洋医学では、五臓のうち他の4つ（心・肝・脾・肺）よりも、「腎（臓）」をとても大切に考えます。それは、**腎（臓）は生命力が宿るところとされていると同時に、加齢により弱りやすい臓腑**だからです。東洋医学の腎（臓）は西洋医学の腎臓に加え、副腎を含み、さらに骨髄、耳、生殖器も腎（臓）の支配下にあります。

人は皆**「先天の精」と呼ばれる生まれながらにして両親から授かるエネルギー**を持っていて、これを蓄えているのが腎（臓）なのです。また、**「後天の精」と呼ばれる飲食によって補われるエネルギーがあり、これらの「精」が腎（臓）で蓄えられ、活性化されたものが「元気」**です。「元気」は生きていく上での基礎活力。活動的であるなど外から見て分かること以外に、食事や汗をかく、寝るといった無意識が混ざる活動も安定して力強く行うことができます。

腎（臓）は成長や発育、生殖や老化などを司り、生命力の源となるエネルギー「腎精」を蓄えています。

加齢、さらには疲労・病気・ケガによって、この腎（臓）のパワーが落ちると元気を保てなくなり、活発に動けなくなる、体が冷える、生殖能力が落ちる、病気にかかりやすい……といった状態になります。この状態を「腎虚《じんきょ》」といい、更年期症状はこのように腎（臓）の力が弱まることが大きな一因と考えられています。疲れが溜まりやすくなると、一気に老いが進み、更年期の症状がより強く出てしまうという負の連鎖になります。

更年期には、腎（臓）の働きを補うこと（＝補腎）を心がけ、足りなくなった元気を補うことが大切です。補腎には漢方や鍼灸などの治療が役立ちますが、この本では自分で（そして自宅で）できることを紹介していきます。食事、生活習慣、運動などのおうち養生を実践して、更年期を乗り切りましょう。

基礎

腎陰と腎陽を知り、更年期の寒熱をコントロール

東洋医学では「陰陽」や「寒熱」など、二つの相反するパワーのバランスをとることで、健康に生かしていきます。

生まれながらに生命力を宿している**腎（臓）にも二つの相反する体温調整機能があり、それぞれ「腎陰」と「腎陽」といいます。相互にバランスをとって体の温度をほど良く保ち、**健康を維持します。しかし、年を取ると、この陰陽のバランスが崩れ始め、さまざまな更年期症状となって現れるのです。

「腎陰」というのは、体をクールに保つ力で、「陰＝冷やす」力。腎陰が不足する（＝陰虚）と、頭部と顔面を中心に「熱」のトラブルが出やすくなり、のぼせ、ほてり、耳鳴り、目の疲れ・かすみなどの症状となります。

一方、「腎陽」というのは体を温める力で、「陽＝熱」の力です。腎陽が不足する（＝陽虚）と、尿切れが悪い、夜間頻尿、足腰に力が入りにくいなど、特に下半身に冷えの症状が出ます。

基礎

人の命は「全陽」で始まり、「全陰」で終わる

人の体に「陰陽」があるように、人の命にも陰陽があります。**生まれる前の胎児は「全陽」といって「陰」は全くありません。**赤ちゃんの「肺」は肺水で満たされ、「腎（臓）」の働きは母親が担当します。胎盤を通じて、呼吸も排泄も全てお母さんが行うので、赤ちゃんはお腹の中でなんの心配もなく、生きることができます。肺と腎（臓）は体のゴミを捨てる機能を果たしています。

赤ちゃんが生まれ、最初の呼吸をすると「陰」が生じ、そこからだんだんと陰が増えていきます。幼い時は「陽」の割合が圧倒的に大きく、**陰陽のバランスが最も整うのが、男性32歳、女性28歳の時**です。さらに陰の割合が増えていき、49歳頃に女性は生殖能力がなくなり、その前後で「更年期」を迎え、「陰」に傾くので「陽」のエネルギーを補うことが大切になります。**全ての陽が尽きると、「全陰」といって「死」を迎えます。**

基礎

更年期の心身を整えるために五行説を知る

東洋医学では**自然界にあるものを「木・火・土・金・水」の五つの属性に分類する「五行説」という考え方があります。**季節や気候、食べ物や色など、ありとあらゆるものはこの五つのいずれかに属し、また互いに助け合ったり、打ち消し合ったりしてバランスを保っています。**私たちの身体でいえば、臓腑や感情、味覚なども五行にあてはめて考えます。**

更年期においても、こうした五行の考え方に基づいた養生が大切になります。たとえば、生命力の源である「腎」は「水」に属し、「心《しん》」は「火」に属します。本来、腎は心を抑制していますが、加齢によって力が弱まることで、心の熱がコントロールできなくなり、のぼせやほてりにつながるのです。抑えが利かなくなった心《しん》の乱れは、不安や不眠などにもつながります。東洋医学では、このように五行で更年期症状を捉え、適した養生を行っていきます。

五行と五臓、体の関係

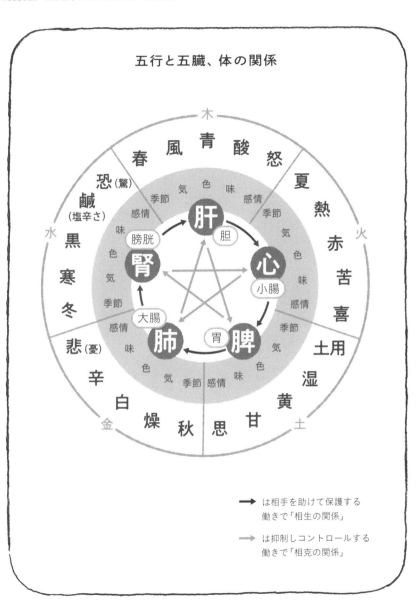

➡ は相手を助けて保護する働きで「相生の関係」

➡ は抑制しコントロールする働きで「相克の関係」

基礎

臓腑を整えてコンディションを保つ

生命力の源は臓腑にあります。臓腑が元気であれば、若さと日々のコンディションを保つことができます。では、臓腑とは何でしょうか。一般に「五臓六腑」を指しますが、東洋医学では、心臓は「心」と「心包（心臓を守る臓）」の二つの臓と考えるので「六臓六腑」となります。**六臓は「心・肝・脾・肺・腎・心包」、六腑は「胆・小腸・胃・大腸・膀胱・三焦」**で、全部で12の臓腑になります。

臓腑が不活性になると胴が太くなります。「内臓脂肪」がつきやすくなり、内臓脂肪がつくとさらに臓腑の動きは悪くなるという、負のスパイラルに陥ることもよくあります。

六臓六腑の12の臓腑のエネルギーは、正経十二経という12の経絡《けいらく》（気や血の流れ）となり体を巡っています。この12の経路は全てつながっており、各々が臓腑と連絡し体全体で一つの流れになり、循環する環《わ》を形成しています。

五臓の衰えによって出やすい更年期の症状と体を巡る12の経路

心
血管運動神経系
ホットフラッシュ・動悸・息切れ・寝汗・発汗・むくみ

肝
精神神経系
頭痛・めまい・不眠・不安・イライラ・鬱

脾
消化器系
吐き気・下痢・便秘・胃もたれ・胸焼け

肺
皮膚系・呼吸系
皮膚の乾燥・シワ・喉の渇き・息切れ

腎
泌尿器・生殖器系
月経異常・性交痛・尿失禁
運動器官系
関節痛・痺れ・手指の変形・腰痛・肩こり・背中の痛み

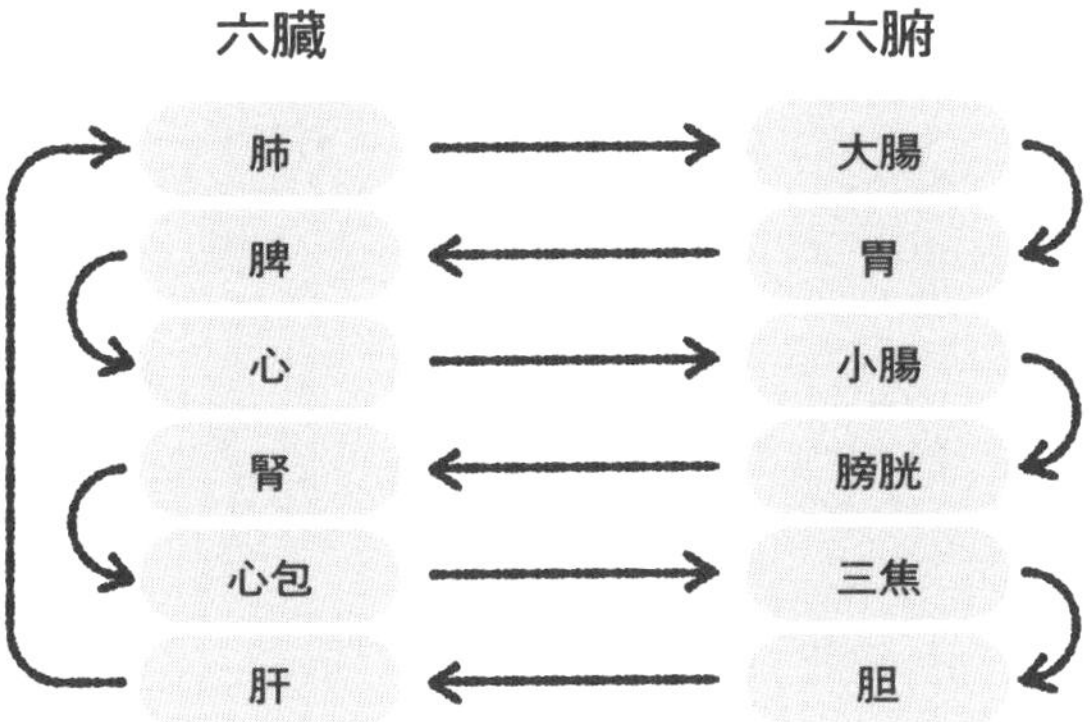

基礎

感情と体の不調はつながっている

「腹が立つ」「腹黒い」「腑に落ちない」などの言葉があるように、**東洋医学では古くから精神活動を支配しているのは臓腑だという発想**があり、中国最古の医学書『黄帝内経』の「本神論篇」に「五臓には精神活動が宿る」という記述が見られます。

更年期におけるさまざまな感情の揺らぎについても、その根源は臓腑の衰え、不調にあります。

昨今、西洋医学でも「脳よりも大腸が賢い」「大腸が心を動かす」などと言うようになり、脳よりも臓腑が感情をコントロールして、体と心を穏やかに保つのではないかと、臓腑と感情の関係が注目され始めました。たとえば、大腸。病気治療で大腸を取ってしまうと、元気がなくなるのはなぜか——それは、大腸では幸せ物質であるドーパミンやセロトニンが作られるため、大腸がなくなるとネガティブになりがちになり、元気がなくなるのでは——など、臓腑で通常の働きとは別の仕事をしていると、西洋医学でも考えるようになってきたのです。

東洋医学では、自身の内側から出る「感情」が過度になると、体の内側から病因が発するとしました。つまり、感情が行き過ぎたり、長期化したりする時に発生する「邪気」は、体内にも発生するということです。これを**「内邪《ないじゃ》」といい、「七情《しちじょう》」と呼ばれる「怒・喜・思・憂・悲・恐・驚」の7種類の感情が関係します。**七情とは外界事物に対する情緒反応（感情）のことであり、通常であれば、体調を悪くする原因にはなりません。しかし、**突然強い精神的な刺激を受けたり、慢性的に強いストレスを受け続けたりすると、生理的に調節できる許容範囲を超えて、邪気が生じて体も不調となり、病気をもたらすこともあります。**「邪気」は「正気」（正気と邪気については54ページも参照）を攻撃し、「正気」は「邪気」に対し抵抗するように、お互い対立の関係にあります。しかし、正気が健康で活発であれば十分邪気に対抗できるので、病気にかかりにくくなり、もしくはかかっても軽い症状で済むのです。

なんとなくでも、**日々幸せを感じて生きていると内邪は発生しにくく、更年期症状は緩和され、穏やかに抑えられる**可能性が大きいということ。心配事や悩み事を考え過ぎて「胃」が痛くなったという経験はありませんか。一方、心地よく「思考」するのは体にも心にもよいことなので、自分が幸せになれることをイメージしたり、建設的に考えるのはよい習慣です。そんな「幸せ時間」を増やしましょう。

さらに、臓腑は免疫系にも深く関与します。感情が整えば免疫力もアップしますから、自分の感情と上手につき合っていきたいものです。次のページから、7つの感情「怒・喜・思・憂・悲・恐・驚」がそれぞれどういったもので、とりわけ更年期の体にどのような影響を及ぼすのか順に見ていきましょう。

怒りの感情は肝をいため、頭部や心のトラブルに

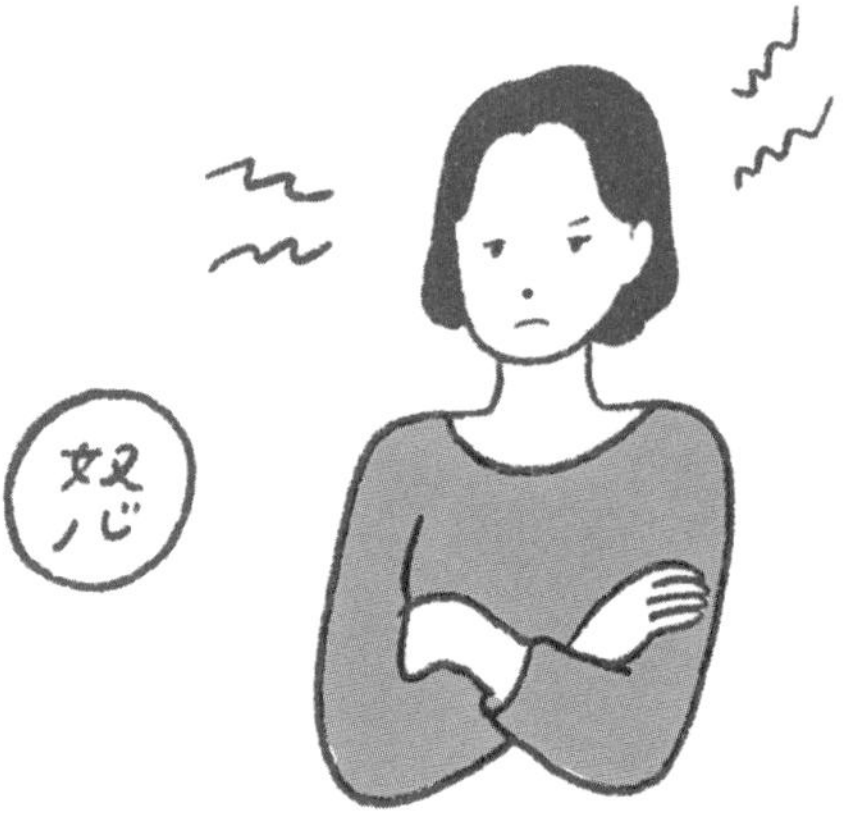

「怒」の漢字の「奴」には、張り詰めるという意味があり、怒は心の中に張り詰めた怒りの感情を表します。張り詰めた感情が過ぎると、肝の持つ「疎泄《そせつ》」という力――エネルギーを円滑でよどみなく、隅々までゆきわたらせる力が落ちるため、気が血を伴って、頭に上昇したままになってしまい、頭部や心のトラブルを起こします。ストレスがかかったなと思ったら要注意。肝をいため、さまざまな症状が出てしまいます。
特に更年期では、長年の生理や、更年期による生理の不調によって、血虚という、血が不足した状態になりやすく、生理中でなくても「怒り・イライラ」の傾向が助長されやすくなります。

症状	精神神経系▶頭痛・めまい・不眠・不安・イライラ・鬱など。

喜び過ぎる感情は
精神バランスを崩しやすい

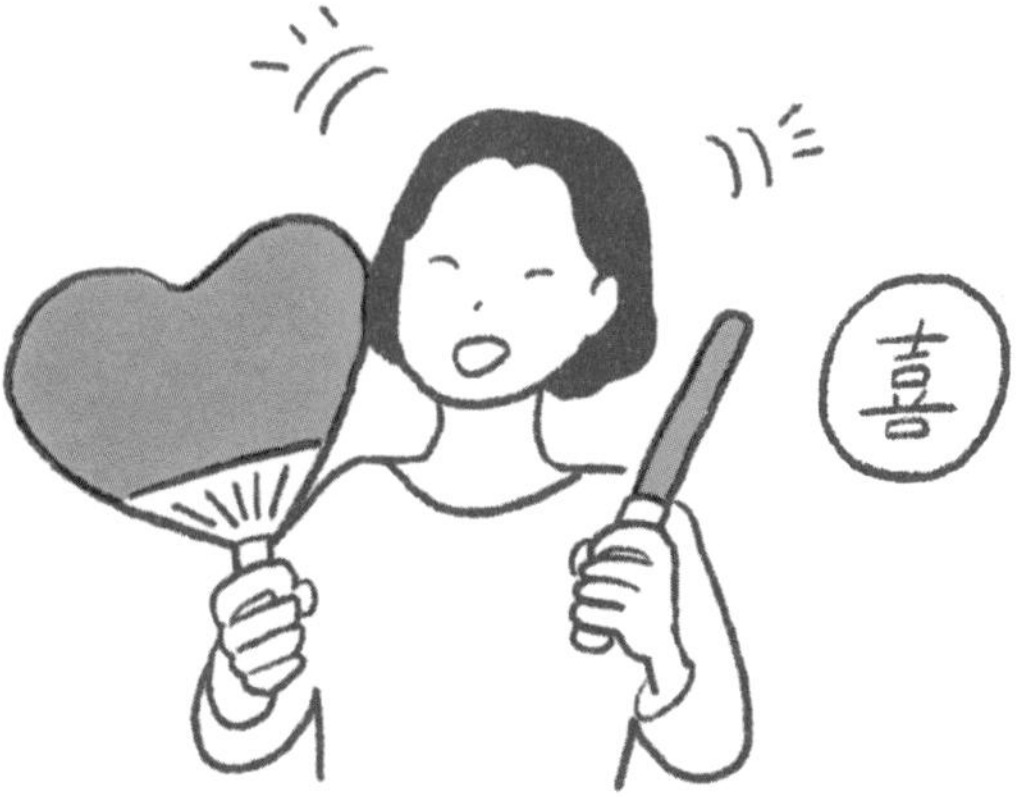

「喜」は台の上に並べた楽器が元になった漢字で、音楽を聴いて、口を開いて楽しみ喜ぶ、また、美味しい料理を食べて喜ぶという意味もあります。喜は、五感を楽しみ、こみ上げる嬉しさ、楽しさを表します。喜ぶ・楽しいということは、普通なら体や心によい効果があることです。ところが、喜び過ぎると、おさまりがつかなくなり、不眠や精神不安など、精神活動に影響を与えます。たとえば、恋愛や推し活などで歯止めが利かず、眠れないほどになってしまうと、「喜び過ぎ」の状態。調子が上がり過ぎているなという時は、泣いたり笑ったりを抑えることも大切です。何事も、バランスと心得ましょう。

症状	**血管運動神経系**▶ホットフラッシュ・動悸・息切れ・寝汗・過剰な発汗・むくみなど。 また、集中力低下、不眠、精神不安、自律神経不安、高血圧なども。

考え過ぎは、
重く沈んで胃を悪くする

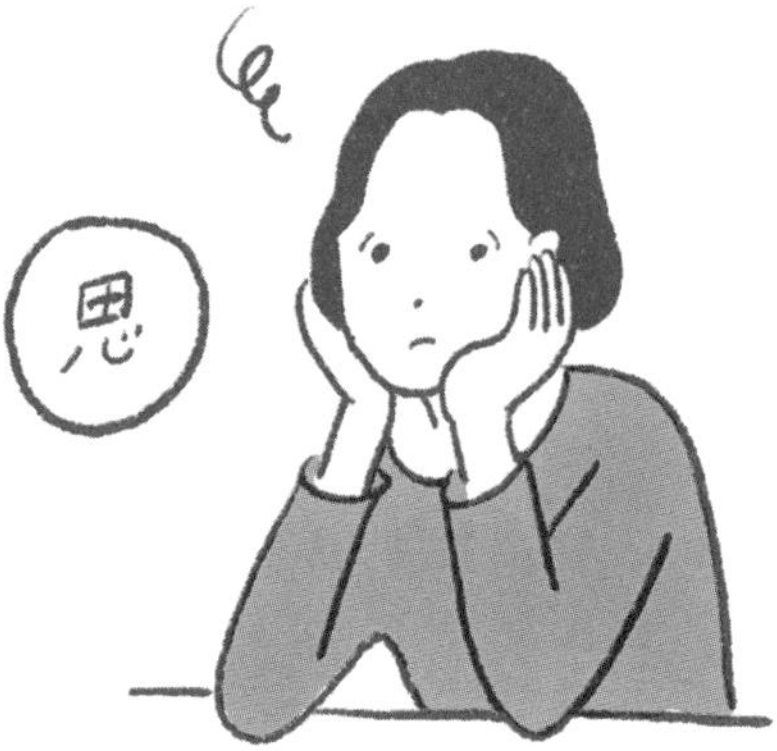

「思」の漢字の「田」の部分は、元々は「囟」で、頭脳を意味し、それに心臓である「心」が加わった文字です。思い、深く考えることも、やり過ぎると気が停滞してしまい、脾の機能が弱まるので、消化吸収が落ちたり、食べ物からのエネルギーを頭部や四肢、全身へと配分するのですが、それが下手になります。心《しん》への血の補給が不十分となると、動悸になることもあります。

症状	**消化器系▶**吐き気・下痢・便秘・胃もたれ・胸焼けなど。 食べられなくなりエネルギー不足になると、物忘れ、動悸、不眠などの症状。

悲しみ過ぎると
呼吸器系・皮膚系を悪くする

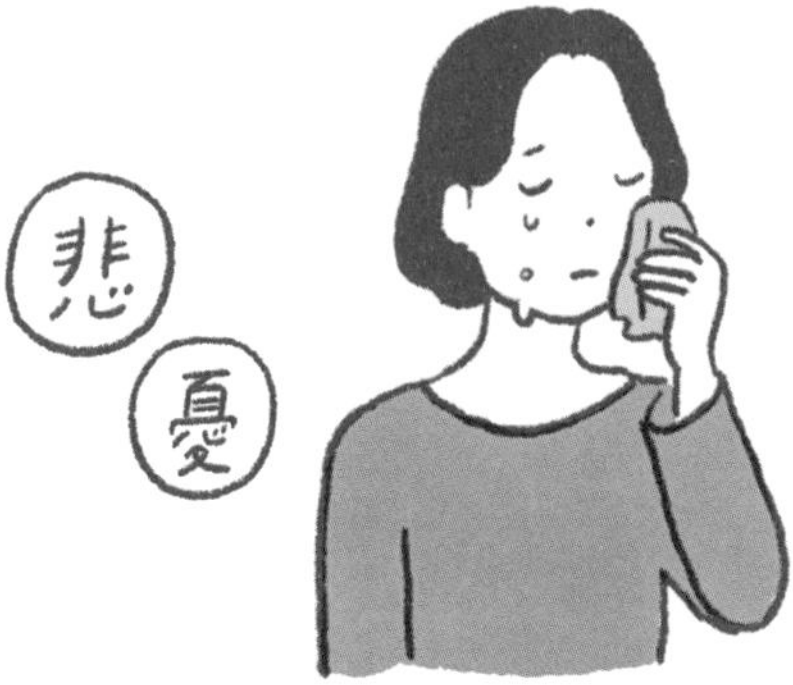

「悲」の「非」には、そむくという意味があり、自分の心にそむくのが悲しいという意味で、心に溜まった思いが吹き出すことを「悲」といいます。
「憂」は、心が滅入って病むという意味。悲しみと憂いも過ぎると、気は消えていき、肺の機能が落ちます。肺の老化は早く、とりわけ更年期では、悲しみの影響を強く受けやすくなります。悲しいことがあったら、一度思い切り泣いてスッキリし、気持ちを明るい方へ向けていくのも大切なことです。

症状	**皮膚系・呼吸系▶**皮膚の乾燥・シワ・美白、美顔が損なわれたなと感じる・喉の渇き・息切れ・咳など。

恐い思いをし過ぎると一気に老化が進んでしまう

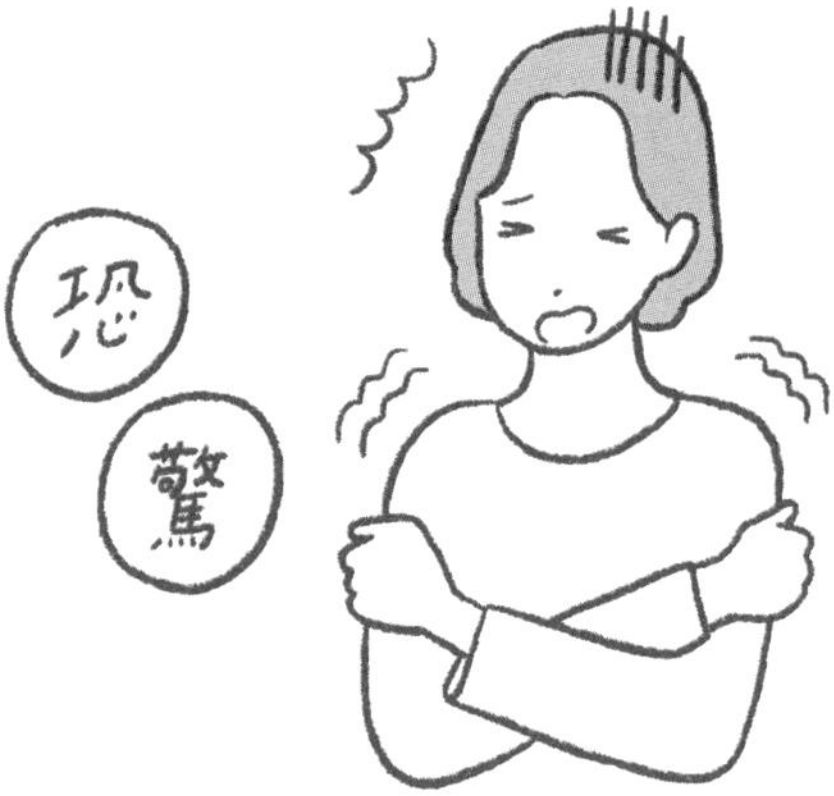

「恐」はひかえめに工具を手にする慎み深い心を意味し、そこから「おそれ」を表すようになりました。
「驚」の「敬」は心と体を引き締める、戒めるの意。馬がハッと驚きギクリとすることから、驚き、慌て、恐れることをいいます。恐れが過ぎると気が下がり、驚きが過ぎると気が乱れて、いずれも腎を傷つけます。恐怖は白髪の増加、大小便の失禁、驚きは急激な老化や不眠、精神失調を起こします。突然のショックに、恐怖が加わるとひどくなります。

症状	急激な老化現象、大小便失禁、不眠、精神不安。 **泌尿器・生殖器系**▶月経異常・性交痛・尿失禁。 **運動器官系**▶関節痛・痺れ・手指の変形・腰痛・肩こり・背中の痛み。

基礎

「気」と「水」を全身に巡らせる三焦

六腑は「小腸・胆嚢・胃・大腸・膀胱・三焦《さんしょう》」からなります。

このうち「三焦」以外はよく耳にすることがあるかと思います。食べ物の通り道であり、消化吸収して体内に取り入れ、残ったものは排泄します。「三焦」を聞いたことがある人は少ないのではないでしょうか。他の五腑が食べ物の通り道なら、**三焦は「気」と「水」の通り道。「焦」はエネルギーという意味です。**人間には三つのエネルギーのグループがあり、それぞれ上焦（心臓・肺）、中焦（脾臓・胃）、下焦（大腸・小腸・腎臓・膀胱）です。この三つのグループが連動することで、臓腑が円滑に機能し健やかな体が保たれますが、そのバランス調整が加齢とともに下手になっていくのも、更年期症状の原因の一つです。それは三焦が、更年期症状の原因のベースである上の「火」の力と下の「水」の力を調整する仕事をしているからです（23ページ参照）。

三焦＝三つのエネルギーの
それぞれの役割

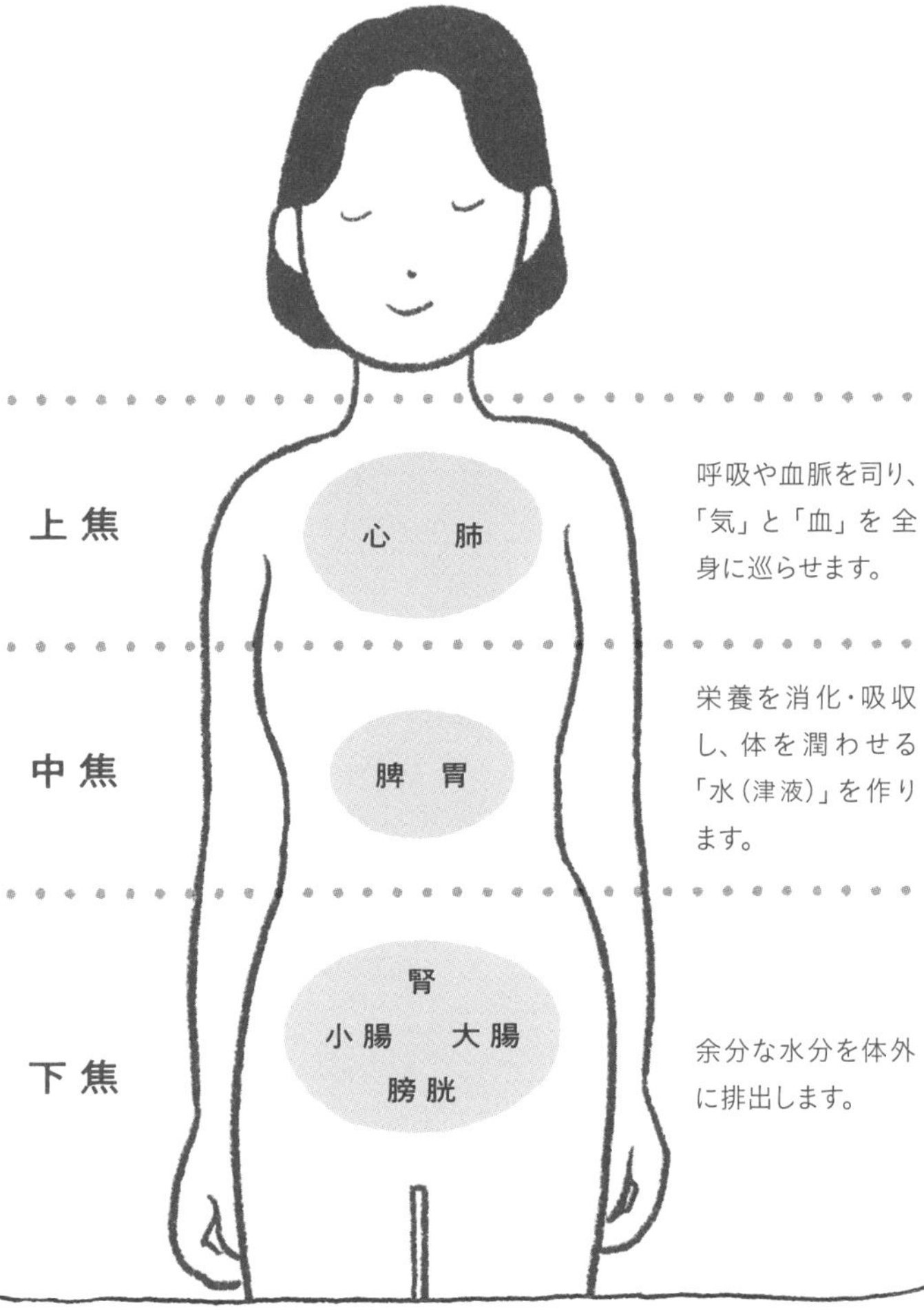
上焦
心　肺
呼吸や血脈を司り、「気」と「血」を全身に巡らせます。
中焦
脾　胃
栄養を消化・吸収し、体を潤わせる「水（津液）」を作ります。
下焦
腎
小腸　大腸
膀胱
余分な水分を体外に排出します。

六臓六腑は表裏になり、
互いに対になって働く

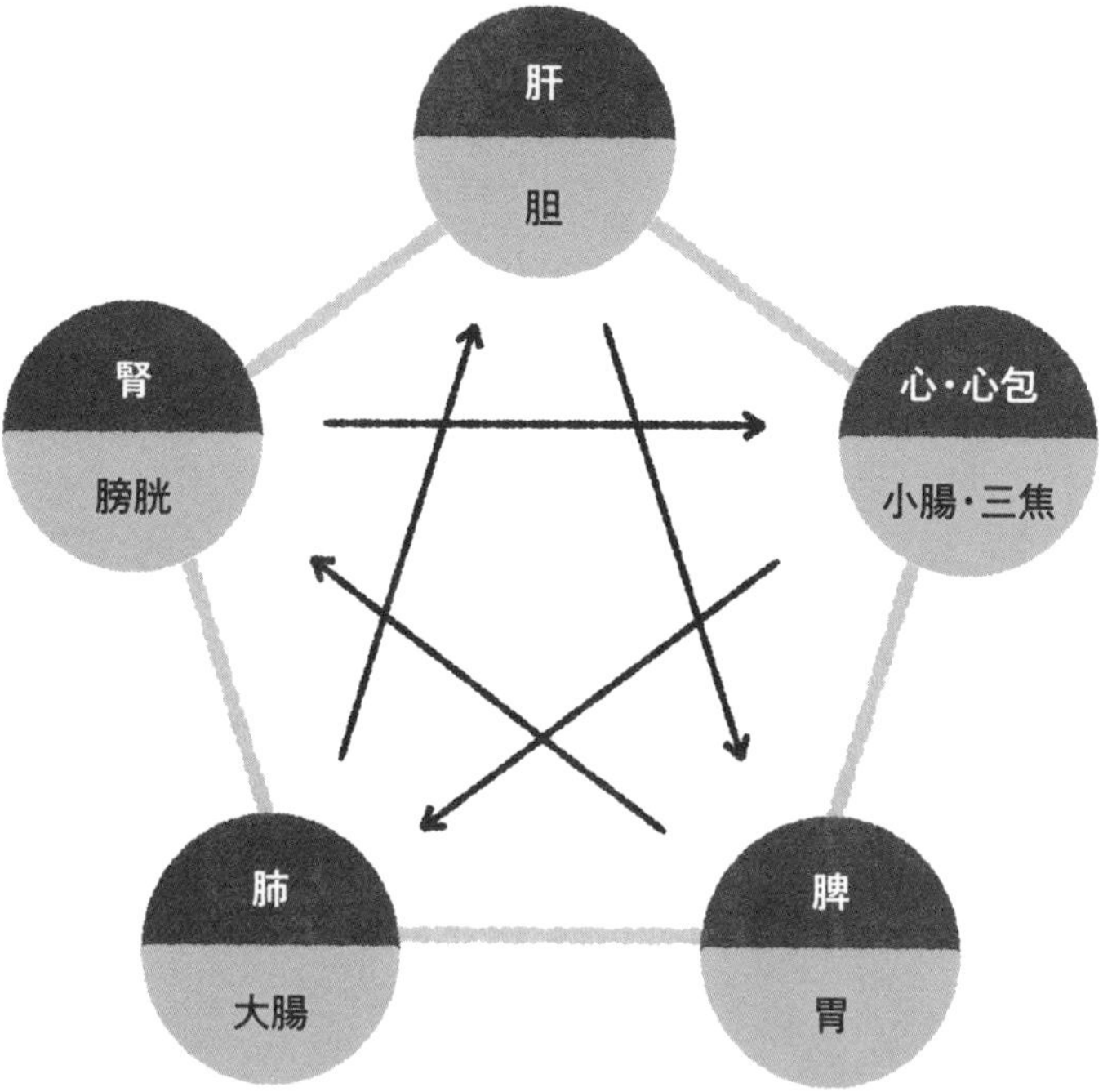

胆嚢

「胆力」といえば、決断力のこと。五臓の「肝」と協力して、運動機能を司ります。胆汁を出して、脾胃の動きを助けます。胆の働きが弱くなると飲食物が胃から逆流して口が苦くなったり、吐いたりすることもあります。

小腸

五臓の「心」と表裏をなし、体の熱をコントロールします。食べ物の清濁を分け、「清」は体に必要なものとしてこれを取り込み、不要物である濁を、さらに、液体を膀胱へと滲み出させ、固形物は大腸へと送られます。

胃

臓腑で一番おしゃべりな胃。お腹が空いた、満腹、ストレスで胃痛と、反応が早いです。胃壁は3日で蘇生するなど、再生力の高さも特徴。消化のメインを担い、食べ物から得たエネルギーは五臓の「脾」の力を使って、全身に配分します。

大腸

五臓の「肺」と表裏をなし、ともに免疫系を司ります。小腸から送られた飲食物から、主に水分を吸収します。吸収した水分は、肺の力で霧のように体に噴霧されます。

膀胱

五臓の「腎」と表裏をなします。膀胱の状態は、排尿の状態に現れます。東洋医学でも西洋医学でも、体の状態を判断する大切なファクターとなるのが尿です。体の水分は、肺・脾・腎・三焦の働きによって全身を巡った後、膀胱で不要な津液を溜めて、尿として排泄されます。

三焦

五臓の「心包」と表裏をなします。三焦はコレという実体ではなく、気、血、津液を全身に配分しバランスをとる「機能」そのもの。焦とはエネルギーのこと。上焦（心・肺）、中焦（脾・胃）、下焦（大腸・小腸・腎臓・膀胱）の、三つのグループに分かれそれぞれが連動して、臓腑が相互に健康に保たれます。

基礎

時辰養生を意識して体を整えよう

一日は24時間ですが、**12の臓腑（六臓六腑）それぞれに最もパワーが活性化するタイミングが2時間ずつ**訪れます。このタイミングと生活リズムを合わせて過ごすことを時辰養生《じしんようじょう》といい、実践すると日々快適に動けるようになり、体への負担が減って更年期症状の予防にもなります。

たとえば「胃」は午前7〜9時に最も活性化するので、このタイミングで朝食をとると、エネルギーの吸収が効率良く行われます。その後、「脾」の時間（9〜11時）となり、食べ物のエネルギーが頭や四肢にまでしっかり分配されます。仕事、勉強、スポーツ、何をするにもゴールデンタイムとなり、物事が運びやすくなり、達成感とよい結果を与えてくれます。23〜5時は「胆嚢・肝・肺」を休めて回復させる時間＝睡眠をとることで体が回復します。特定の時間に目が覚める場合は、その時間に対応する臓腑に問題がありますので、改善を意識しましょう。

六臓六腑のパワーが活性化する時間とおすすめの過ごし方

子の刻（23-1時）	胆嚢	決断力アップのため睡眠をとる
丑の刻（1-3時）	肝	目や筋肉をはじめ疲労回復の時間
寅の刻（3-5時）	肺	免疫力アップ、呼吸を整えるため睡眠を
卯の刻（5-7時）	大腸	目覚めの時刻。腸活で免疫力アップ
辰の刻（7-9時）	胃	一日の食事量の半分をここでとってOK
巳の刻（9-11時）	脾	エネルギーが体に回るので活動的に過ごす
午の刻（11-13時）	心	昼食は朝の6割程を目安に。昼寝推奨
未の刻（13-15時）	小腸	耳の疲労がある人はここで昼寝を
申の刻（15-17時）	膀胱	背中マッサージで一旦体をリセット
酉の刻（17-19時）	腎	夕食は朝の4割程を温野菜を中心に
戌の刻（19-21時）	心包	心包は快楽を司る。自由時間として楽しむ
亥の刻（21-23時）	三焦	入浴を終え、睡眠前に体の寒熱を整える

基礎

更年期には、不眠や睡眠トラブルはつきもの

更年期には寝つきが悪い、睡眠が浅い、睡眠時間が短いなどの**睡眠トラブルに悩まされるようになります。これは、生命力の源である五臓の「腎」のパワーが少なくなってきているから。眠るにも「気」の力と体力が必要**なのです。

睡眠にまつわる何らかのトラブルがあるなら、更年期を迎え始めている可能性があり、心構えと対策が必要です。食事でしっかり栄養補給したり、運動や養生を取り入れたりして、更年期対策を始めます。便秘も不眠の原因になります。心当たりの人は早めに改善しましょう。

家事や仕事が忙しく、眠くても眠れない（睡眠時間を確保しにくい）という人は、昼寝を上手く効果的にとりましょう。また、夜勤の仕事をしている人で、更年期の症状がキツイようであれば、仕事を朝～昼型に切り替えることも視野に入れてみてください。

昼食後の10分昼寝で心身スッキリ
起床時のお腹マッサージで寝つきを良くする

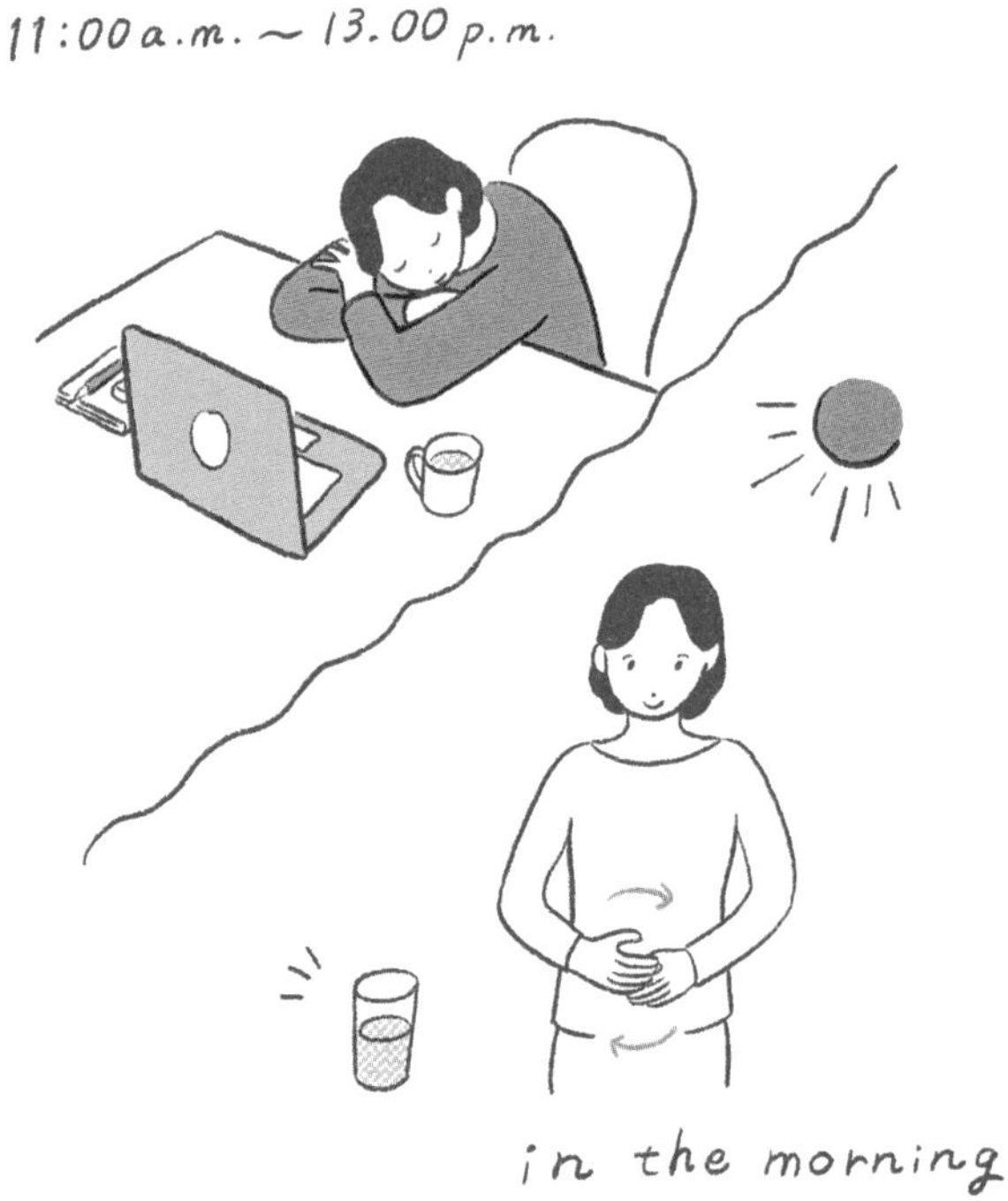

昼食後の睡眠は10分でも、「心(臓)」への負担を減らすことができ、同時に、脳を休めることができるので、スッキリして、午後からの仕事や活動も動けるようになります。時間が許す人は1時間程度休んでも。「心(臓)」が活性化する11-13時(45ページの表を参照)に昼寝ができるとより良いでしょう。

また起床する時間(5-7時)は、「大腸」が活性化します。目覚めのタイミングで水を飲んで、お腹マッサージをすると、その日の夜、寝つきが良くなります。

基礎

乱れがちな自律神経を整え、快適に過ごす

更年期になると卵巣機能が衰えて女性ホルモンが減少しますが、これに対して、脳は回復させようと頑張ります。

西洋医学では、女性ホルモンは、脳の視床下部や脳下垂体と子宮・卵巣が呼応して、その分泌量を調整しているとされます。視床下部は、血流・血圧・心拍・発汗・体温など自律神経の調整や、免疫・内分泌・感情などのコントロールを担当します。女性ホルモンが、これまでの必要量ほど出ないと、脳が混乱をきたし、暴走を始めて、自律神経も乱れるというわけです。

東洋医学では、自律神経は振り子のように働きバランスをとっていると考えます。行動を活発にする交感神経が優位になった後、体をリラックスさせる副交感神経が働きます。交感神経が優位になり過ぎると、食事時間が短くなりがちです。時間をゆったりとって、一口30～50回以上しっかり咀嚼しましょう。自律神経が安定します。

自律神経は交感神経と副交感神経が振り子で動く

活発に活動する日中は交感神経が優位になり、体を休める夜には副交感神経が優位になります。昼にしっかりと体を動かすと、夜に副交感神経もよく働き、自然と眠くなって良い睡眠が得られます。きちんと休息をとることで、翌朝に交感神経がよく働き、日中の活動時に集中力が生まれます。それがまた夜の良質な睡眠につながります。交感神経と副交感神経は、片方がしっかり働けば、もう片方もよく働くというまるで振り子のような動きを見せます。

夜更かししたり、食事時間が不規則だったりすると、このバランスが崩れ、自律神経が乱れてしまいます。特にストレスは、交感神経を過度に働かせ、副交感神経の働きを抑えてしまうので要注意。イライラしたり（交感神経の働き過ぎ）、よく眠れなくなったりして（副交感神経がしっかり働かない）、さまざまな不調へとつながってしまいます。
メリハリのある規則正しい生活リズムで、自律神経を安定させましょう。

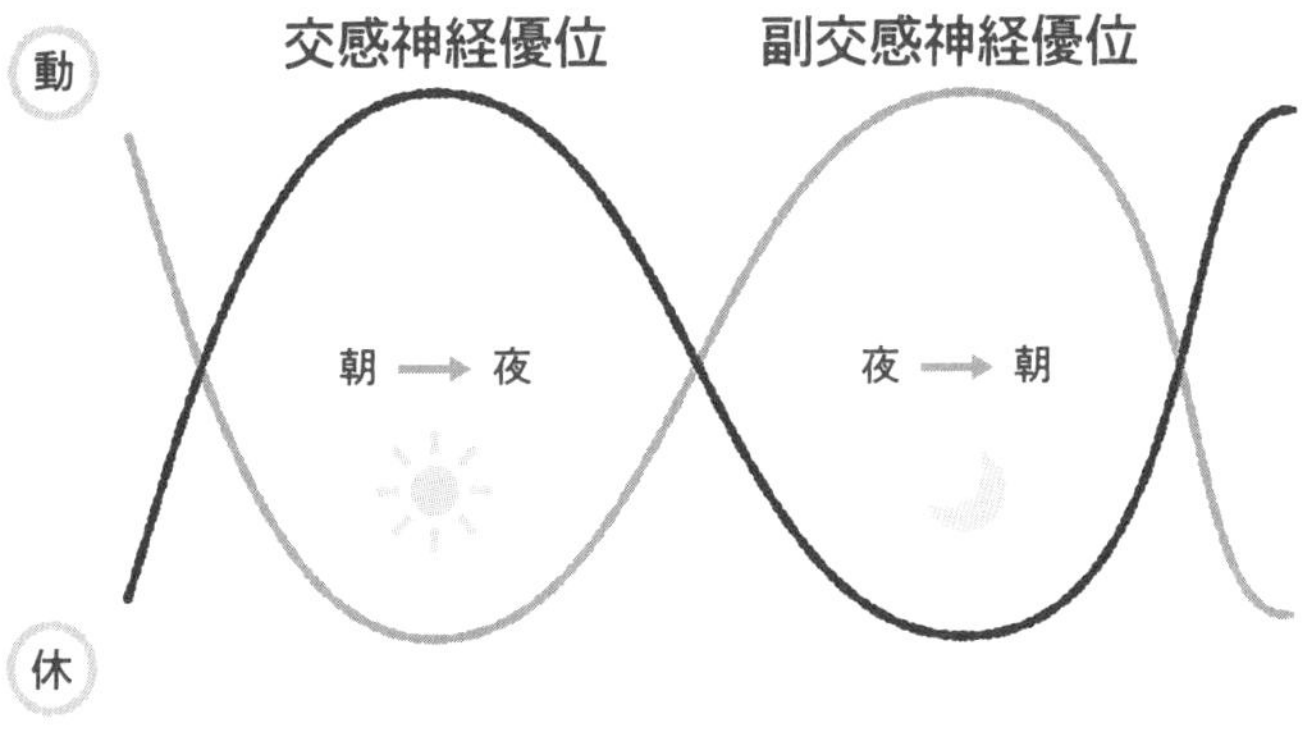

基礎

夢で分かる五臓の不調

呼吸がちゃんとできていると本能、触覚などの五感といった無意識な部分の働きが健やかです。これらを司るのが、東洋医学では「魄《はく》」といいます。魄は睡眠時に解放されます。つまり、心身が整って、魄も安定しているから、安眠できて、良い夢をみる確率が高いということになります。

一方、心身にストレスがあると、夢も影響されます。更年期前後は仕事や家庭のことで責任が重くなるのに、自分だけではどうにもならない場合もあり、ストレスから夢に影響が出る人も多いです。夢によって、五臓の状態を判断することができるのです（中国最古の医学書『黄帝内経』より）。たとえば、羽ばたいて空を飛ぶ夢は「体の上部で邪が暴れている」と考え、心臓、肺に加え、頭部・顔面のトラブルが出やすいです。反対に、墜落する夢をみると、腰痛や排尿、生殖器系などお腹より下の下半身のトラブルが想定されます。

五臓の不調が夢で分かったら食べ物で補う

夢の内容	体の状態	食べ物
白い物、金属、殺人、泣き悲しむ、飛び上がる	肺の気が不足	白い食べ物（白菜、大根、白きくらげ、菊花など）
きのこ、草木	肝の気が不足	青い食べ物（青菜、青魚など）
太陽、雷	心の気が不足	赤い食べ物（牛肉、マグロ、カツオ、トマト、すいかなど）
人から物を取り上げる	脾胃の気が不足	黄色の食べ物（卵の黄身、かぼちゃ、とうもろこし）
水に溺れる、船が転覆する	腎の気が不足	黒い食べ物（昆布、海苔、しいたけ、黒ごま）

人から物を取り上げる夢は、空腹でありダイエットなど過剰な食事制限をしている状態でもあります。反対に人に物を与える夢は、満腹＝食べ過ぎの状態です。

また、それ以外にも、次のような夢の場合は注意してください。火事など熱を感じる夢は、心身の熱が過剰な状態。過剰に汗をかくなどの症状になることも。恐怖感があり涙を流して泣くなどしながら飛び降りる夢は、鼻から気道、肺など呼吸器に炎症やつまりがあります。歌を歌っているが身体が重くなる夢は消化器系や便秘などの不調があります。

基礎

異常気象が更年期にも影響を及ぼす

東洋哲学の大基本に、「天人合一思想」があります。人の形と機能とが、天地自然に相応していて、全体として統一をなしており、天地人は同様の理《ことわり》を持つと考えます。天地の動きの中では、「気象」も大きなファクターになることから、本書では、気象にもスポットをあて、東洋医学と更年期を考えてみたいと思います。

気象変化と体の関係を考えるにあたって、まず、ここ数年の異常気象について知っておく必要があります。ニュースや天気予報で耳にするだけでなく、ご自身の体が「以前とは違う」気象に慣れないと感じる方も多いでしょう。高気圧から低気圧への変化が激しかったり、台風が通り過ぎたと思ったらすぐにまた次の台風が来たりする、なんてこともあり、気圧のアップ・ダウンに体も疲れ気味なのではないでしょうか。

昔と気候が違ってきた大きな原因は「海面水温の上昇」です。

海面水温が上がると、以前より大きな低気圧が発生します。梅雨の低気圧も、梅雨前線のはずが、1000ヘクトパスカルを下回る台風レベルの爆弾低気圧になっています。雨の降り方は以前の梅雨ならば「しとしと」でしたが、今はスコールのような激しい風雨になることも。また、台風も以前ならば、台湾沖に発生していたのが、日本近海で発生するようになり、大きな台風が直撃、もしくはかなり日本の近くを通過するようになりました。**「爆弾低気圧」が来ると、暑く湿気を含んだ気候となり、脾胃（消化吸収）の不調を訴える方が増えます。脾胃の不調は、女性ホルモンの暴走を呼び、さまざまな更年期症状を悪化させる要因となります。**

さらに、爆弾低気圧と高気圧がせめぎ合ったり、移行したりすると気圧差の分、「風」が生まれ、これも体に不調をもたらします。

基礎

自然環境からの影響「六気」と「六邪」を知る

東洋医学では、外環境を「風、寒、暑、湿、燥、火」の6種類に分類し、これらを六気《ろっき》と呼びます。六気は万物を生み、変化させる天の正気《せいき》といい、自然から得る免疫力や自然環境に適応する力をいいます。人は六気のパワーを自然環境から得て、元気になります。一方で、**体に外部から病気や不調を発生させる要因となるもの**「外因」を外邪（六淫）といい、六気と同様に**「風邪《ふうじゃ》、寒邪《かんじゃ》、暑邪《しょじゃ》、湿邪《しつじゃ》、燥邪《そうじゃ》、火《か》（熱）邪《じゃ》」の6種類に分類されます。**

つまり、自然環境の影響は人間には不可欠である反面、自然環境が厳しい場合は、その悪影響のため、体調を崩したり、病気になったりするということ。更年期では特に環境の影響を強く受けます。正気を十分に注入して、邪気の侵入を防ぎ、影響を受けないようにする＝自然や季節と上手につき合うことこそが、更年期における健康法の柱となります。

風の影響で一年中みられる

風邪

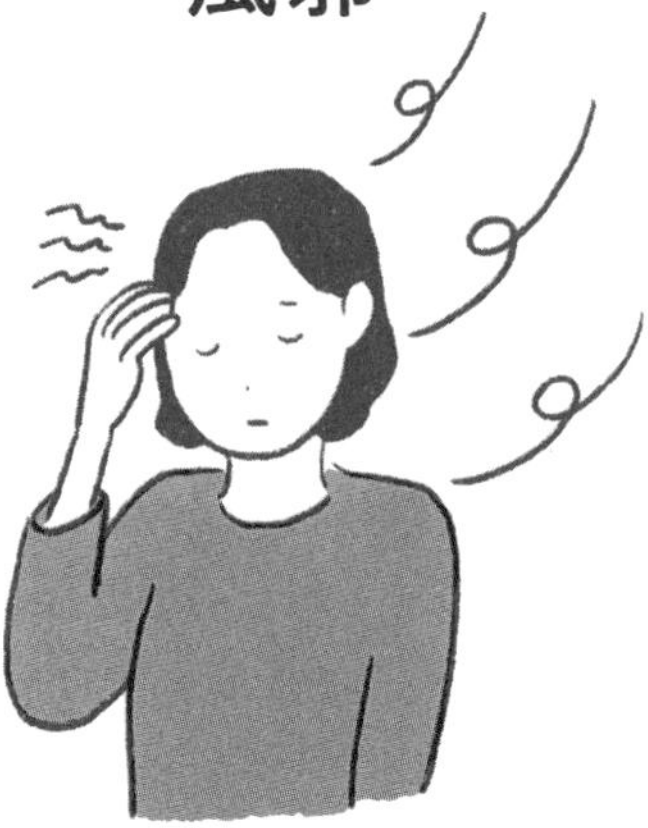

風の影響によるもので一年中みられます。軽く高く舞うという風の性質が、体に現れ、体の上半身、特に、顔面や頭部の症状に出やすく、ふらつきやめまいが出ることも。「風邪は百病の長」といいますが、風、寒、湿の三つの邪気が合わさって襲ってくると、下半身からも邪気が侵入してきて、寒気から下痢やむくみなども出て、元々の風邪の症状が出るなど複合的になることも多いです。窓からの風や、エアコンの風でも風邪を患うことが多くあります。

症状	頭痛、鼻づまり、顔面神経麻痺・痙攣、顔やまぶたのむくみ、喉の痛み、めまいなど
対策	一年中、風邪の影響はあるため、風が気になる時は、特に首・手首・足首に直接、風が当たらないように配慮しましょう。ストールや長袖、ロングのパンツ・スカートにしたり、自宅や職場のエアコンなど風の出る場所をチェックして、風にあたり続けないようにします。春先なら、一枚厚着をして風を防ぎ、体温調整します。

寒さの影響によって冬に出やすい

寒邪

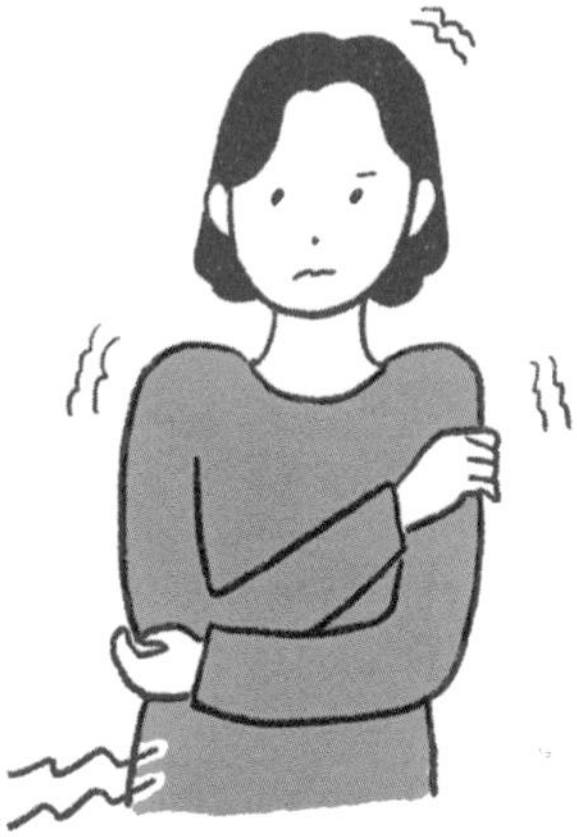

冬に出やすいですが、寒さの影響なので、冷夏や夏場のエアコンの冷え過ぎなどでも出ます。寒い空気が体の内外から冷やし、陽のパワーをダウンさせ痛みを生みます。手足やお腹が冷え、下痢や嘔吐になる場合もあります。寒邪では無汗といって、汗をかかないのも特徴です。冷えから頻尿を生じる場合もあります。生命力の根源に直結する冷えなので、更年期には特に注意を。

症状	寒気（悪寒）、腹痛、下痢、吐き気、手足の冷え、頭痛、腰痛、関節痛など
対策	寒さや冷えが気になるようなら、温泉など体を温めることも考慮に入れるとなお良しです。冷たい飲食物は避けましょう。

熱中症などに代表される

暑邪

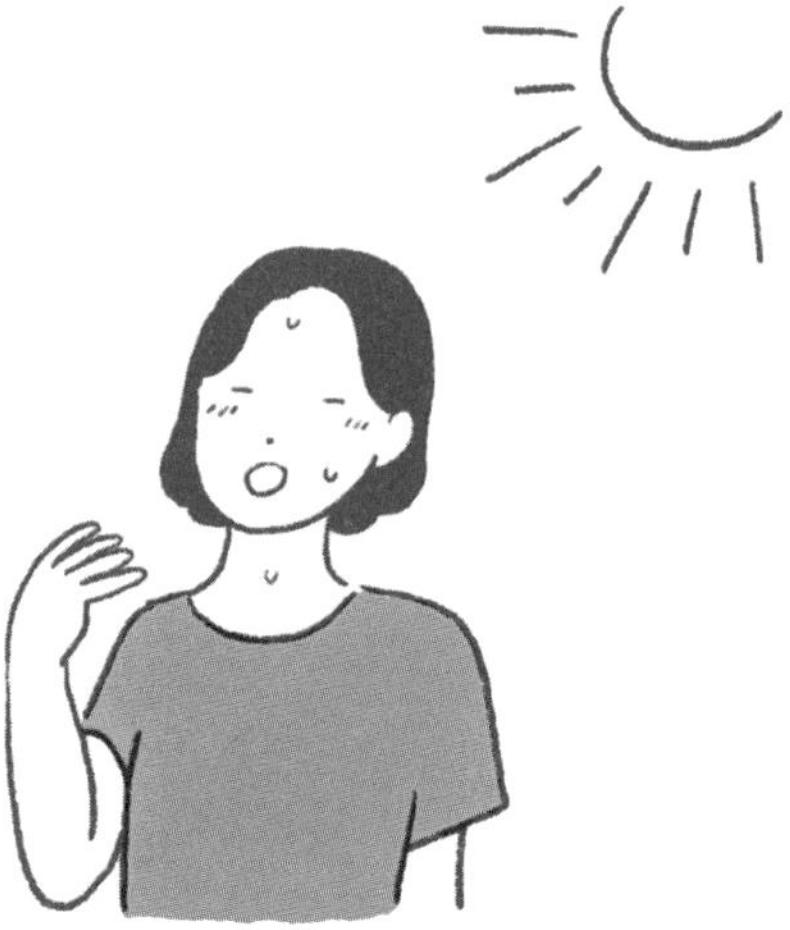

暑い夏に出やすく、熱中症や暑い最中の脱水症状をイメージすると分かりやすいでしょう。高熱で汗をたくさんかき、体の水(津液)を消耗させます。同時に「気」も出ていってしまうので、脱力感に繋がる場合もあります。日本の夏は湿気が多いため、湿邪の症状もプラスされ、夏風邪や四肢の倦怠感、吐き気、下痢などになることも多いです。

症状	高熱、顔や目が赤い、多汗、口渇、脱力感など
対策	暑さ対策には、「陰陽転化の法則」を使うのが有効。暑い時に、熱いお茶やスープを飲みましょう。7月など暑さのピーク時には、短時間のお風呂かシャワーを一日に何度か浴びましょう。湿気の多い時は、次の湿邪の対処をみましょう。

梅雨や台風、長雨などの雨季に

湿邪

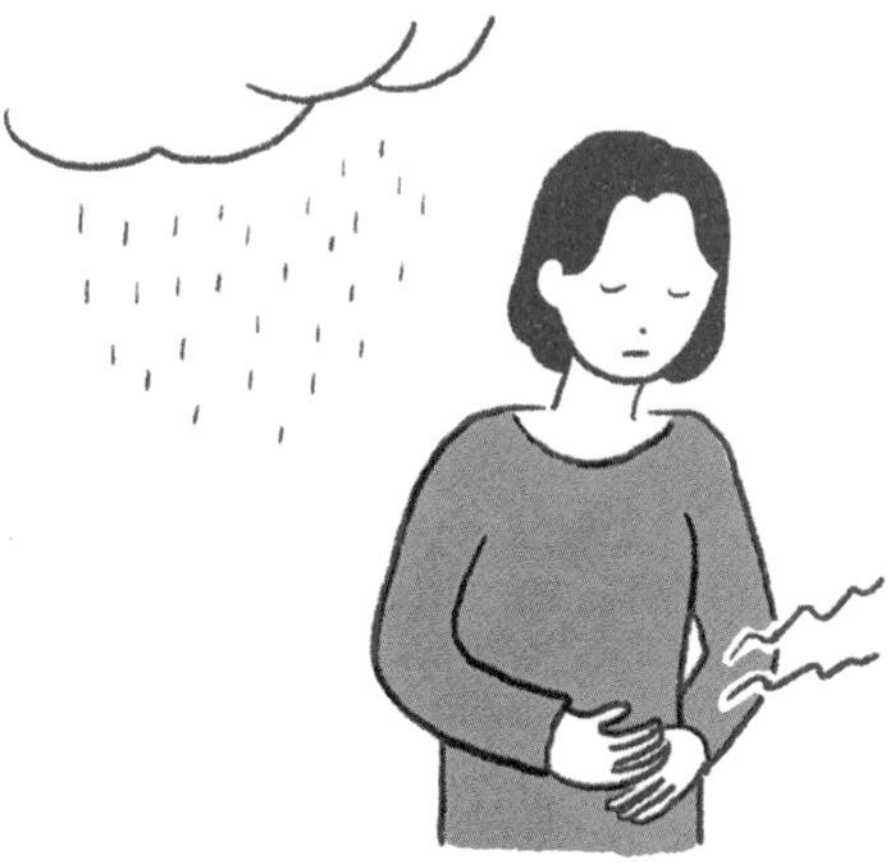

長夏(梅雨や夏の終わりの台風の季節など)の高温多湿な時期に出やすいです。湿邪には、重く、停滞するという特徴があり、それゆえ、体は重だるくなり、むくみや、むくみから関節自体が腫れたり、痛みが出たりという症状になり、これを「体重節痛」といいます。腹痛、下痢を生じやすくなります。湿度70%以上は要注意ですが、蒸し暑いとご自身で感じたら、湿邪となります。

症状	むくみ、下痢、重だるさ、重痛(頭、腰など)、関節痛
対策	湿気が強い時は「土」の「甘さを感じてみる」を実践しましょう(29ページ参照)。特に黄色い食べ物がおすすめです。とうもろこし・かぼちゃ・さつまいも・じゃがいも・栗・銀杏・食用菊・にんじんなどを加熱して食べましょう。雨季は雑菌繁殖が早いため、加熱することで安全に、かつ消化吸収よく、大地のエネルギーを取り込むことができます。

乾燥する秋から冬に出やすい

燥邪

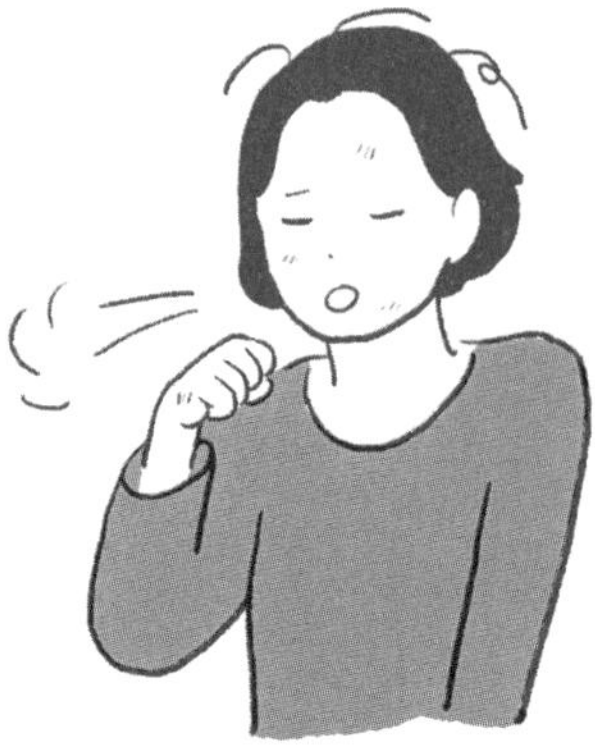

乾燥し過ぎ（目安として湿度が40％以下ですが特に20％以下は要注意）の時に出やすく、主に秋から冬に出やすいです。乾燥により、体の水である津液を損傷しやすく、呼吸器系、目・鼻・口の粘膜系、皮膚などに症状が出やすいです。呼吸には、水が欠かせないので、乾燥で水分が足りなくなると、咳や喘息、便秘（うさぎの糞のようにコロコロとした便）などの症状も出ます。

症状	口・喉の乾き、咳、喘息、乾燥肌、髪のパサツキ、便秘など
対策	大気の水分が足りないと、体の水分が足りなくなるので、食べ物で補給するのが簡単です。なし・ぶどうは、体に潤いを与えます。お肉では、豚肉と馬肉がおすすめです。豚肉は、水分の調整を上手くしてくれますし、馬肉は五行の「金」のパワーを補ってくれます。また、肌のかさつきなどがあるなら、鶏肉の特に皮が良いでしょう。パリパリに焼くと美味しいですね。北京ダックも良いメニューです。

風・寒・湿・燥の影響が強過ぎる状態

火邪

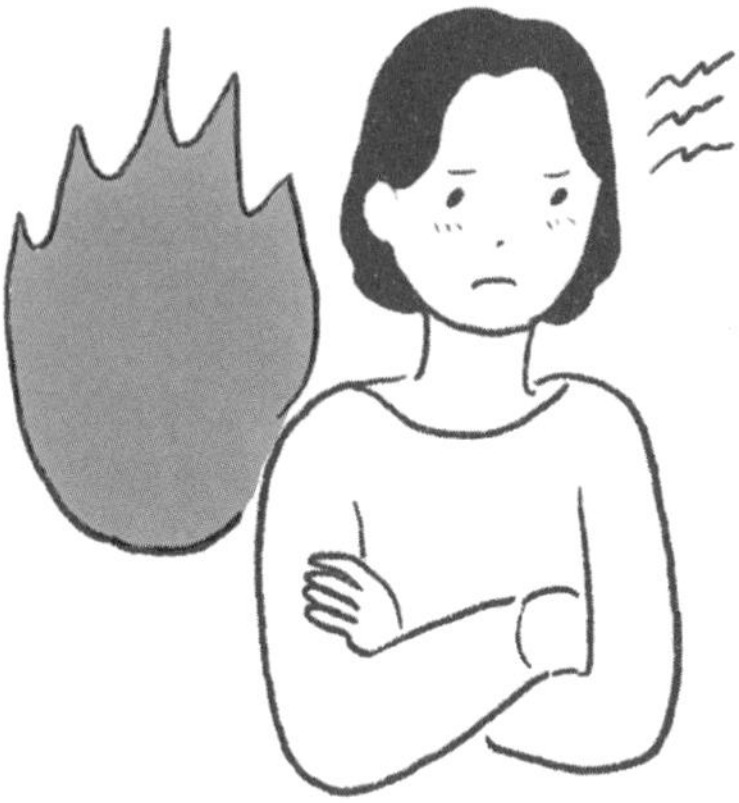

火邪は、自然環境からくる「暑邪（57ページ参照）」以外の影響が過剰な状態になった時や、「七情（33ページ参照）」といって感情が激しくなり体内の熱が盛んになり過ぎたりしたものを言います。「火」は陽性が強く、上昇しやすいので、顔面や目は赤く、高熱などの症状が出やすく、同時に、口が苦くなったり、歯茎の腫れなども出やすいです。また、心《しん》に影響すると、不眠、うわごと、意識障害などに現れます。さらに、熱が高いので、気や津液を損いやすく、口渇や喉の乾きとなり尿量が減り、尿が黄色く、便秘になります。

症状	高熱、精神不安、不眠、歯茎の腫れなど
対策	感情のコントロールや発散も大切になります。

基礎

体と臓腑の働きにつながる「経筋」のこと

更年期になると頻繁に生じる関節痛、筋肉痛、運動神経痛、筋肉痙攣・麻痺は「経筋病」といわれるトラブル。これらは40代から増え、50代では、体が上手く動かないという感覚が日常的になり、筋肉が硬くなって痛みが生じる場合もあります。

経筋とは、筋肉と筋肉のつながり・連動を示した人体のネットワークのこと。人の体には十二の経筋があり、頭部・手足・腹部と一定のルートをもって働き、筋肉同士を繋げて機能させます。いくつかの経筋は、脳や感覚器官とも連絡しています。五感が生じる五官（目、舌、口・唇、鼻、耳）の感覚障害や麻痺も経筋の不具合による影響が関係している可能性があります。つまり、耳鳴りや聴力障害、視覚障害や視覚低下なども、経筋を整えることで予防できるのです。また、内臓（臓腑）の保護も十二経筋の大事な役割。筋肉は体を支え、内臓を支え温め、外界の気象変化に適応する機能を高めます。

筋肉と筋肉のつながり「十二経筋」

筋肉は一つ一つ個別に動くのではなく、一連のつながり（経筋）によって機能し、関節を可動させて、運動を行い、体の移動を可能にします。
経筋には陰陽があり、陰は「太陰」「少陰」「厥陰《けついん》」に、陽は「陽明」「太陽」「少陽」に分けられます。これらがそれぞれ手足から上に昇っていくルートとなっているため、手足（2）×三陰三陽（6）で十二経筋となります。

――― 足三陽経筋
「足陽明」「足太陽」「足少陽」からなる経筋

・・・・・ 足三陰経筋
「足太陰」「足少陰」「足厥陰」からなる経筋

――― 手三陽経筋
「手陽明」「手太陽」「手少陽」からなる経筋

・・・・・ 手三陰経筋
「手太陰」「手少陰」「手厥陰」からなる経筋

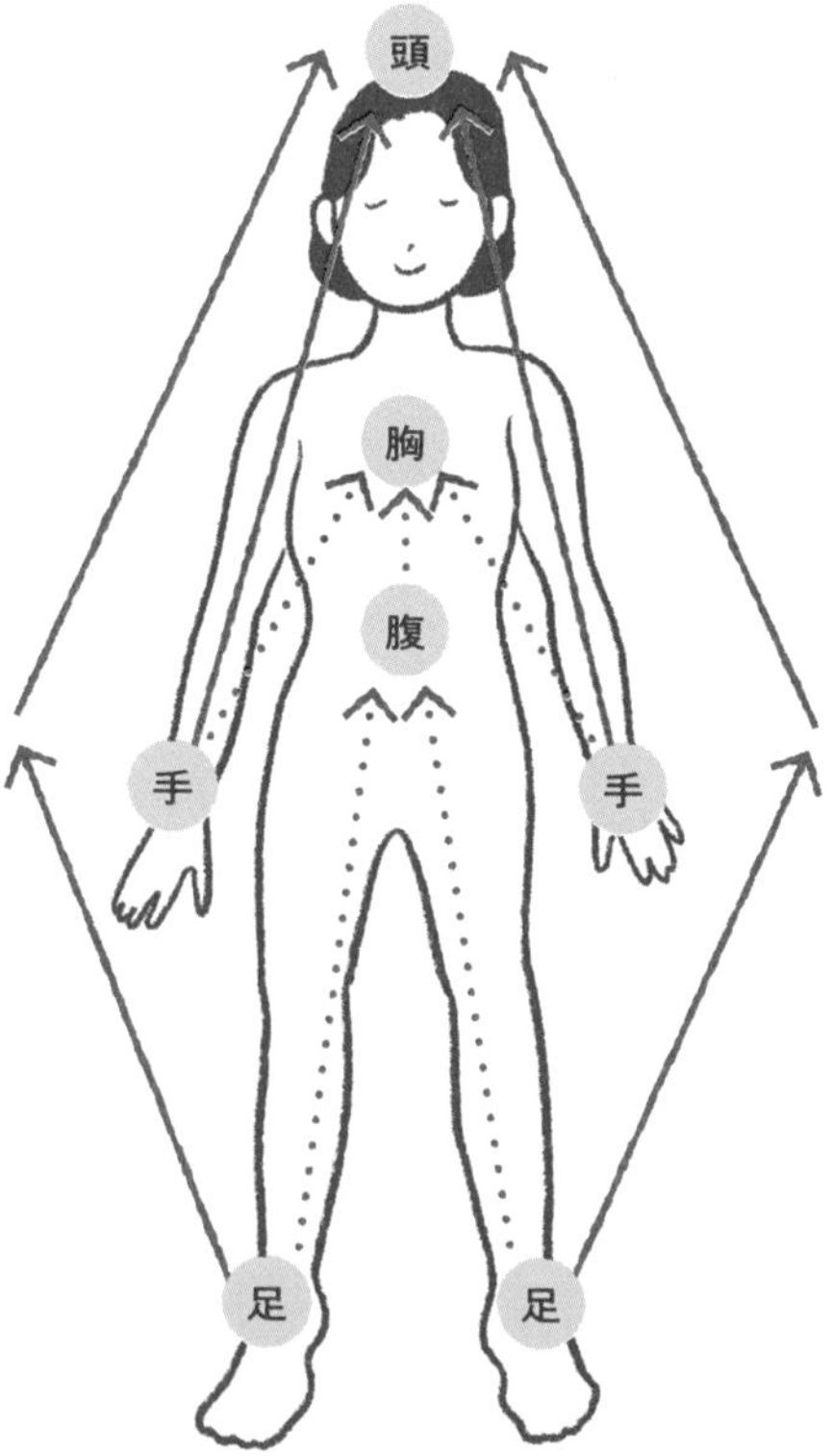

経筋システムを整える代表的な対処法は、経穴（ツボ）を通じて各経筋群を刺激することと、経筋の流れに沿って推掌《すいな》をすることです。体が活性され、快適な状態になります。

たとえば、「足のツボを押して肩こりが解消する」など、症状のある箇所から離れたところにあるツボを刺激することを不思議に思っている人も多いのではないでしょうか。これが「経穴（ツボ）を通じて各筋肉群を刺激」ということです。

ツボを刺激する方法としては、自分で押すのが一番簡単です。プロにお願いするなら鍼灸という選択もあります（セルフお灸もいいですね）。また、本書の4章ではセルフ推掌という方法も少し紹介しました（212ページ以降参照）。推掌は、漢方・鍼灸と並ぶ中国三療法の一つ。これを自分でできるおうち養生としてアレンジしました。ご自身の体質や症状に合わせて、また予防として取り組んでみてください。

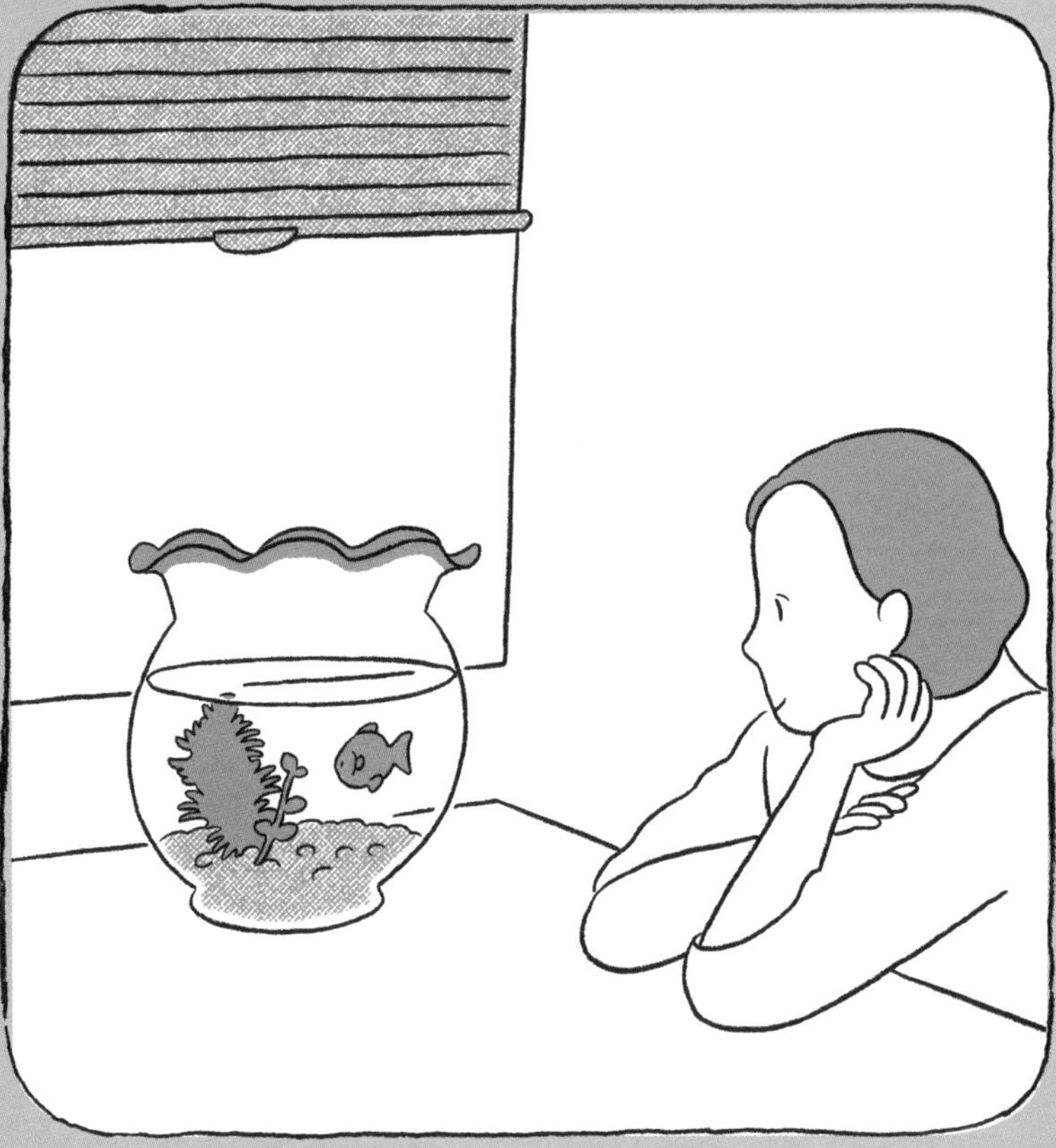

CHAPTER 1

プレ更年期
（42歳前後）

体からのサインを
見逃さない

pre-menopause

プレ更年期 42歳前後

「若い時のようにいかなくなった」を自覚して、体の変化を受け止める時期

プレ更年期（42歳前後）の身体変化のチェックシート

- □ 痩せなくなり、太りやすくなってきた
- □ 手入れしても消えない小ジワが出てきた
- □ 白髪が少し出てきた
- □ 生理が不安定（以前より生理周期が短くなる、長くなるなど）
- □ 視力低下やドライアイなど目の不調を感じる
- □ たっぷり寝ても疲れが取れない
- □ 夜遅くまで仕事をしたり、遊んだりすると翌日に影響がある
- □ 汗を上手にかけない
- □ 手足やお腹などの部分冷えが気になる
- □ やる気はあるのに、思ったように体が動かないと感じ始める

上の項目に30代後半から少しずつチェックが入り始めます。5つ以上チェックが入ったら、プレ更年期を自覚しましょう。

7の倍数である42歳を目安として、その前後35〜45歳頃を本書では「プレ更年期」として扱います。まだ更年期の自覚があまりない時期ですが、ちょっとしたサインで「あれ、身体感覚が今までとちがう」「更年期がきたかな」と不安になるのが42歳前後のプレ更年期さんです。35歳を過ぎた頃から、肌のハリや疲れ具合などが若い時とは違ってきて、ちょっとした「老い」を自覚し始め、42歳頃になると、右ページのチェックシートにあるような気になる症状が出てきます。一方、体の変化はあってもまだまだ心は元気、という側面も。

プレ更年期になると、体重が落ちにくく、太りやすくなります。「痩せなくなった」と感じたり、大きく生活を変えたわけではないのに、なぜか年々体重が少しずつ増えていくという経験をする方が多く見られます。

主な理由の一つが新陳代謝の衰え。新陳代謝は細胞が新しく生まれ、役割を終えると死んでいくという細胞のリズムのこと。それは年齢とともに衰えます。赤ちゃんは成長につれて体が大きくなります（新しく生まれる細胞の方が、死んでいく細胞よりも多い）が、お年寄りは小さくなります（死んでいく細胞の方が多いことを示しています。

加齢による新陳代謝の低下は、生まれ変わる力が低下することを意味します。生まれ変わるにはエネルギーを使いますから、新陳代謝が落ちると太りやすくなるのです。もう一つの理由は、筋肉量と基礎代謝は落ちるのに、まだまだ食欲はあること。プレ更年期ではお尻から下肢《あし》を中心に筋肉量が減る傾向にあり、こうした大きな筋肉が落ちることで基礎代謝が落ちます。**基礎代謝は減るのに、プレ更年期は一般的に臓腑が健康で食欲があります。そのため、放っておくと筋肉量は減少するけれども、脂肪がつく（太る）のです。**もっと年を取ると臓腑の老化につれ食欲が減退し、消化吸収も悪くなり、老いを自覚しながら体が小さくなっていきます。

この「新陳代謝」と「基礎代謝」は季節と連動して変化します。そのため、**プレ更年期では、自分の体の変化を受け止め、体に影響を及ぼしやすい季節（気候）と上手くつき合って体の調子を整える**ことが大切。これが、これからつき合いの長くなる「更年期」を上手に乗り切る基礎づくりとなります。

季節と新陳代謝・基礎代謝の関係

季節		新陳代謝	基礎代謝	体の状態
春 2－4月	草木が芽吹き、万物が目覚める季節。下の方に宿る「気（エネルギー）」が上に向かって活発に動き始めます。	↗↗	↘	新陳代謝が大きく上昇し自己治癒力がアップする時期。冬に縮こまっていた体をゆっくりと起こしていくため、ストレッチやウォーキングなど軽い運動を始めます。
夏 5－7月	陰陽の「気」が活発に交流し合い、万物が成長する隆盛の季節。人間のパワーも全開に。	↗	↗	新陳代謝も基礎代謝も高く、一年の中で、もっとも体を動かしやすい季節。無理のない範囲で積極的に体を動かしてください。
長夏 8月	夏から秋への変わり目の高温多湿な季節。梅雨などの長雨、台風の気象も長夏とみなします。	↘	→	回復力が落ち、暑いためエネルギーを消費してバテやすくなります。体に「湿」が溜まりやすいので、余分な水分をとらないように。冷たい飲み物は控えて。
秋 9－10月	万物が実を結ぶ収穫の季節。草木の成長が収束し、実や葉を落とします。陰の季節の始まりです。	↘	↘	冬に備えて省エネモードに。体が栄養を蓄えようとするので、一番太りやすい時期。適切な食事を心がけます。また、肌や喉などを乾燥から守りましょう。
冬 11－1月	陰のパワーが強くなり、万物が閉じる季節。静かに生命力を育む時です。	↘↘	↗	寒さを乗り切るためエネルギー（基礎代謝）は上がり、その代わりに新陳代謝を落としてパワー温存。体の熱を守るべく汗をかかないよう静かに過ごします。

食事

生命力キープのために朝食は7～9時に食べる

朝早く起きて家族のお弁当作りや朝食の準備をしたものの、自分自身は忙しくてゆっくり食べる時間がない……プレ更年期の女性の朝は、何かとやることがいっぱいで、なかなか自分の食事にまで気を配る余裕がないのが実情でしょう。

しかし、時辰養生《じしんようじょう》（44ページ参照）で説明したように、効率良く一日動くには、**7～9時に朝食をとるのが必須。**若い頃は、自分のエネルギーに貯蓄がありますが、42歳を過ぎると、朝から腹ぺこのままでは日中にパワーを消費してしまいます。すると、自分の持っている生命力を放出して老いやすくなり、更年期傾向を強めることに。**朝食でエネルギーを補給することで、自身の元々持つ生命力を維持することができます。**今日は仕事量が多そう、ビッグイベントがありそうという時こそしっかり朝食を。「何でもいいからとにかく朝食」と気軽に考えましょう。前夜のうちに準備をしておくのも一手です。

食事

お箸づかいで臓腑と自律神経を整える

人体を構成する最も大切なパーツの一つ「頭」は脳と口腔からなっており、約四分の一が口腔、残りの四分の三が脳です。**咀嚼は脳と体への栄養吸収に影響するだけでなく、脳の血流を活発にするので、しっかりと噛むことを習慣にしてください。**

食べるリズムを緩やかにするために、お箸づかいを意識してみましょう。箸を持ったまま食べ続けると早食いになり、咀嚼の回数が少なくなって臓腑にも負担がかかってしまいます。

お茶を飲む時など、時々箸を一旦箸置きに置いて、一息つくようにすると良いでしょう。箸の上げ下ろしは「三手《みて》」で行うようにすると、ゆったりとしたペースで食事をすることになり、**自ずとしっかり噛むことができます。すると、消化吸収による臓腑への負担が減り、消化のリズムも良くなって自律神経を整える助けになります。**また咀嚼により脳も刺激されるため、更年期症状の予防にもってこいです。

食事

温かい汁もので自律神経を整え睡眠の質をUP

中国では健康のためスープをよく飲みます。食事会ではスープが2品出ることもよくあり、食事の前半と後半で違うスープが出てきたりします。

温かいスープは疲れた体に浸透します。脾胃に優しく、食べ物のエネルギーが効率良く吸収されるのです。プレ更年期以降の女性には上手く活用していただきたい料理の筆頭です。

ホットフラッシュや不眠、イライラの症状が出ている「あきらかに更年期」さんは、豆乳をベースにしたスープがおすすめ。これに、ほうれん草、ブロッコリー、小松菜、白菜、きのこなどを季節や気分で加えてみるのも良いでしょう。冷たいサラダを常食にしているなら、温かいスープに切り替えるだけでも自律神経が整いやすくなり、睡眠の質も上がります。めまいがしたり気持ちが落ち込みがちになっている「なんとなく更年期」さんは、アサリとニラのスープで「気血」を補いましょう。

症状別で食べたい！

豆乳スープ＆アサリとにらのスープ

異常な発汗、ほてりやのぼせ、不眠、イライラの症状が出ている「あきらか更年期」さんは、温かい豆乳のスープ。

めまいがしたり、落ち込み気味の「なんとなく更年期」さんは、アサリとにらのスープを。

●あきらか更年期さん

豆乳スープの作り方

●材料（2人分）

豆乳……300mℓ
好みの野菜……適量
水……50～100mℓ
鶏がらスープの素……小さじ1
塩・こしょう……適量
粉チーズ……お好みで

1 ブロッコリーなど硬めの野菜は下茹でし、その他の野菜は、食べやすい大きさに切る。

2 水、鶏がらスープの素、1の野菜を鍋に入れて火にかける。野菜から水分があまり出ない場合は、水は少し多めに。

3 豆乳を加える。温まったら、塩・こしょう、お好みで粉チーズで味を調える。

●なんとなく更年期さん

アサリとにらのスープの作り方

●材料（2人分）

出汁……300mℓ
アサリ（砂出ししたもの）……10個程
※水煮缶の場合は130g程
にら……2分の1わ（2cm長さに切る）
しょうが（千切り）……適量
日本酒……小さじ1
醤油……適量

1 小鍋にアサリ、しょうが、日本酒を入れ、蓋をして中火にかける。アサリが軽く口を開けたら、火を止めて15分おく。

2 1に出汁を入れ、火にかける。
※缶詰を使う場合は、1で出汁とアサリ缶詰、しょうがを鍋に入れて加熱する。煮立ったら酒を加え、ひと煮立ちさせる。

3 煮立ったらにらを加え、醤油で味を調える。

食事

黄色い野菜と根菜で「脾」のパワーを整える

人間が感じる味覚には五味（甘・辛・苦・酸・塩味）がありますが、その中でも女性は、年齢にかかわらず、甘味好きな人が本当に多いです。では、更年期症状の予防になる「甘味」とは何でしょうか。人間の身体と土地は切り離せない関係にある「身《しん》土不二《どふじ》」という考えがありますが、東洋医学でも、自分の住んでいるところから10キロ以内でとれた飲食物は自身にとって中《ちゅう》庸《よう》（ちょうど真ん中になるくらいのエネルギー）で、脾胃を補う大きな力になるとされています。つまり、**地元野菜の「自然の甘み」が東洋医学でいう最上の甘みであり、女性ホルモンアップに必要な食べ物なのです。**

甘みというと砂糖を連想しますが、「白い砂糖」は南国と呼ばれるような暑い地域でとれるので体を冷やす性質があります。夏には体を冷やしてくれるので暑がりの人には良いのですが、長夏（69ページ参照）と秋・冬では控えめに。北の寒い地域が産地の「てんさい糖」は、体を温めてくれる性質があります。

「地産地消」を意識した食生活を基本としつつ、体の冷えが気になるなら、南よりは北で収穫される食べ物を摂取するよう切り替えていきましょう。特に「脾」は胃とセットで動き、胃で吸収した飲食物のエネルギーを全身へと運ぶ役割を担っており、女性ホルモンの主力です。脾のパワーが落ちてくると頭部と四肢に力が入らず、やる気が出ず、ボーッとした状態になります。女性らしさを保ちながら思い通り動くには、「脾」を整えていく必要があります。

「加熱して食べる」が東洋医学の基本です。加熱した食べ物は生物《なまもの》に比べると、消化吸収が楽にできます。さつまいも、とうもろこし、かぼちゃなどの黄色い食べ物と、芋類や大根、にんじんなどの根菜類を食べましょう。「よく噛むと、自然の甘み」を感じる食べ物と考えると分かりやすいでしょう。

食事

ノンオイル調理のお肉で筋力UPと冷え対策

タンパク質は筋肉を維持するために必須。免疫力アップ&冷え対策としても欠かせません。**元気に更年期を乗り切るためにも、お肉は積極的に摂取したい食品です。**

プレ更年期では、新陳代謝が落ちるので、オーバーカロリーには注意が必要です。「揚げる」調理法はカロリーアップするだけでなく、体の熱を増やします。特に、花粉症・アトピー性皮膚炎・喘息などアレルギー症状のある人は、控えましょう。アレルゲンでなくても、体内の水の熱を増すことになり、症状が悪化しやすくなります。また、加熱することで酸化した油は、老化を促進させる一因。できるだけとらないようにします。

プレ更年期のお肉の調理法は、ノンオイルが基本。調理法としては、「蒸す」「煮る」「茹でる」「炊く」を活用しましょう。お肉の種類によって、期待できる働きが違いますので、バランス良くいろいろなお肉を食べるようにしてください。

お肉の種類によって異なる
更年期の体と心への働きかけ

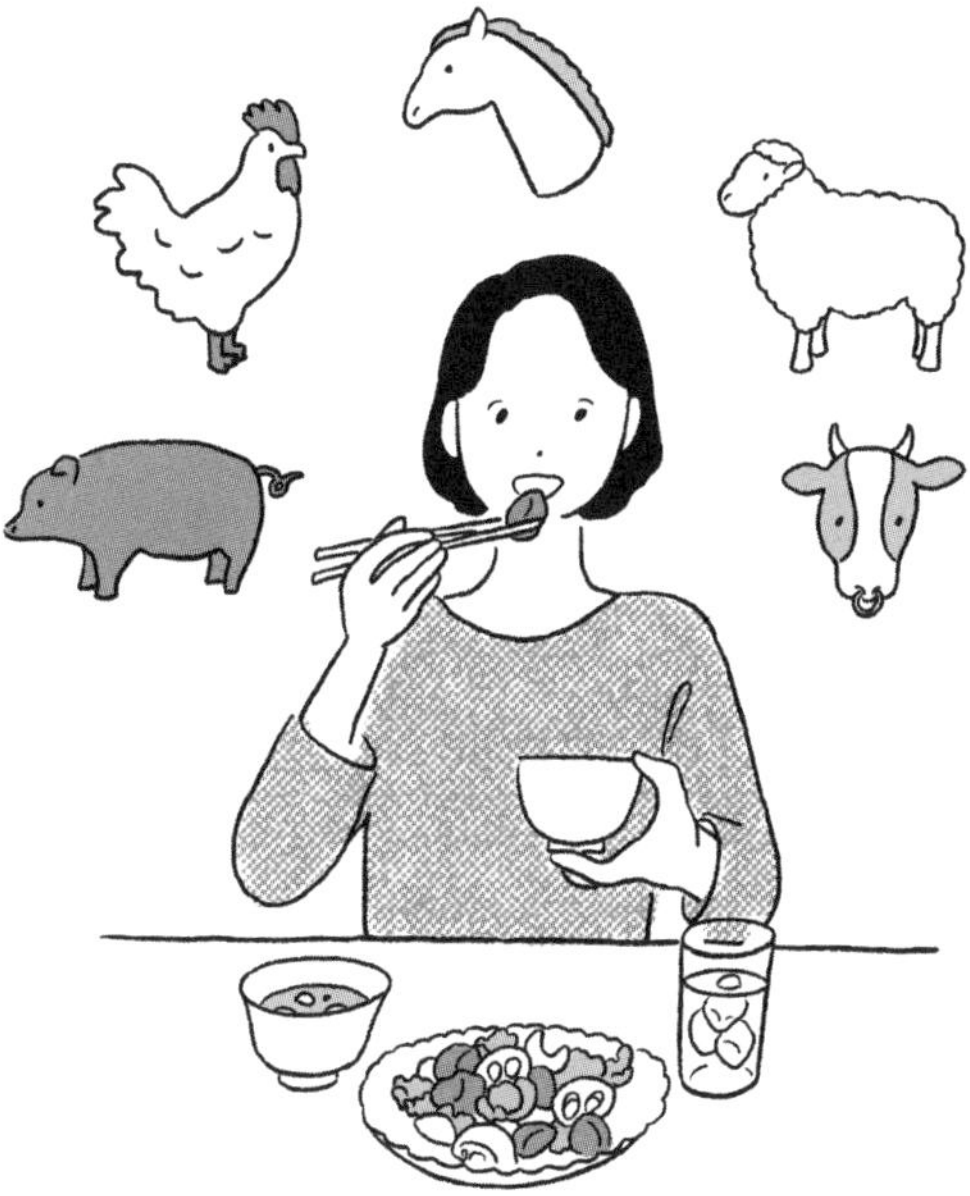

鶏肉は胃に優しいのが嬉しいお肉。筋肉を引き締め、汗や尿の出過ぎを抑えます。また、呼吸を助けて、美肌への効果も期待できます。

羊肉は「陽」のパワーアップに効くお肉。元気になり、血の巡りが良くなります。

牛肉はステーキなら、サーロインよりヒレなど脂身の少ない赤身がおすすめ。あっさりしていて、日常で食べる分には、臓腑への負担が少ないです。薄切り肉も消化吸収が良いので、玉ねぎなどと食べると良いでしょう。

馬肉は心を落ち着けてくれます。また、筋骨がアップし、血圧や血流が安定します。

豚肉は体内の水を調整してみずみずしい体を作り、美肌効果があります。足が攣りやすい時の予防にも良いでしょう。

自然

寒暖差疲労から体を守る服装で生命力をキープ

寒暖差疲労とは、気温差によって体に負担がかかることをいいます。東洋医学では「季節に合った着衣を着ないものは、治療しても治らない」(『黄帝内経』師伝篇より)とさえいわれ、**季節に応じた服装は、二千年前の古書で説かれるほど大切な健康法**なのです。

現代は、気温差によって不調を訴える人が続出し、「気象病」が認知されるようになりました。気候に合わせてしっかり体を守る服装をすることで、女性ホルモンを維持することができます。79ページ以降を参考に、一年の気候を把握して、それに合わせた更年期対策となる着衣術を実践してください。

また、プレ更年期から、部分冷え性の人が増えます。足先だけ冷える、お腹だけ冷えているなど、弱い部分が氷のように感じたりします。特に**夏でも冷え性の人は体を冷やし過ぎないように工夫が必要**です。

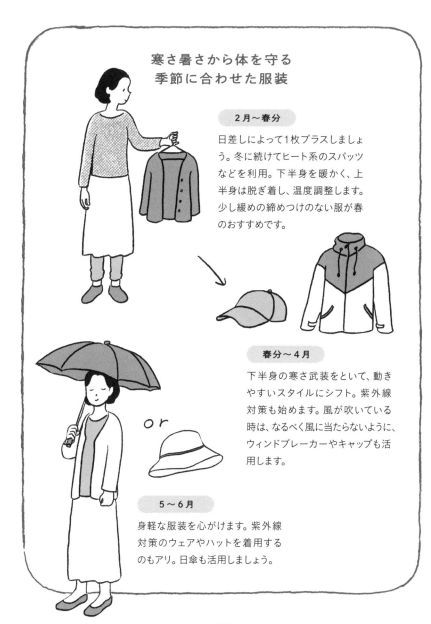

寒さ暑さから体を守る 季節に合わせた服装

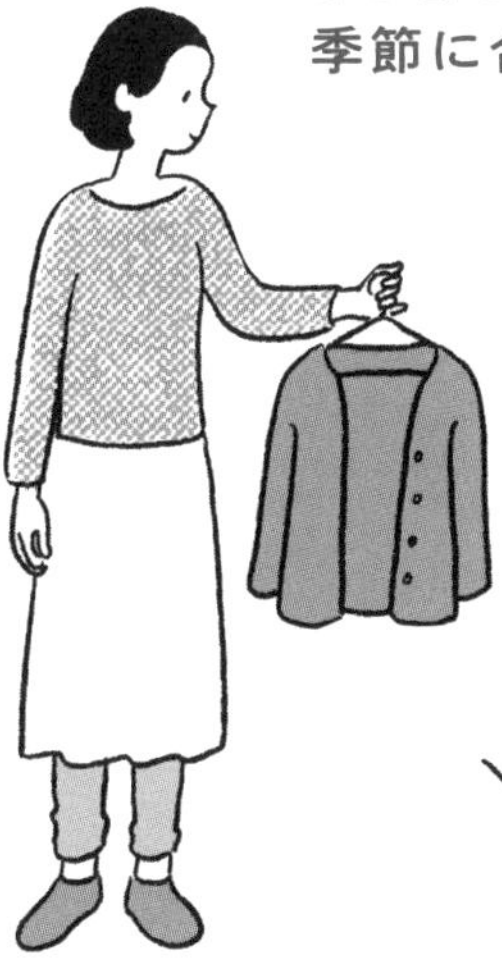

2月～春分

日差しによって1枚プラスしましょう。冬に続けてヒート系のスパッツなどを利用。下半身を暖かく、上半身は脱ぎ着し、温度調整します。少し緩めの締めつけのない服が春のおすすめです。

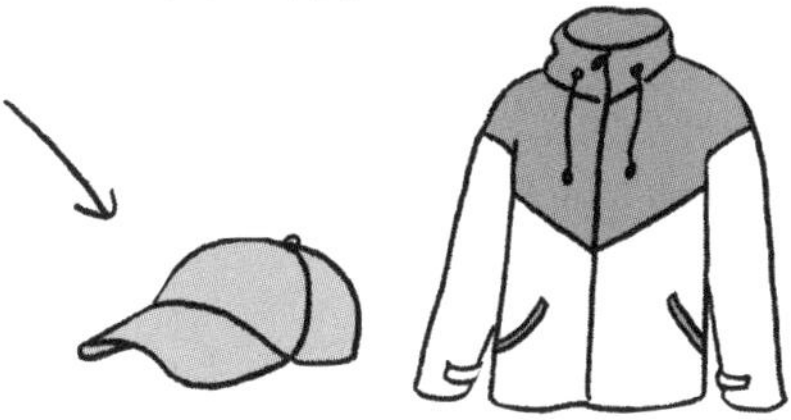

春分～4月

下半身の寒さ武装をといて、動きやすいスタイルにシフト。紫外線対策も始めます。風が吹いている時は、なるべく風に当たらないように、ウィンドブレーカーやキャップも活用します。

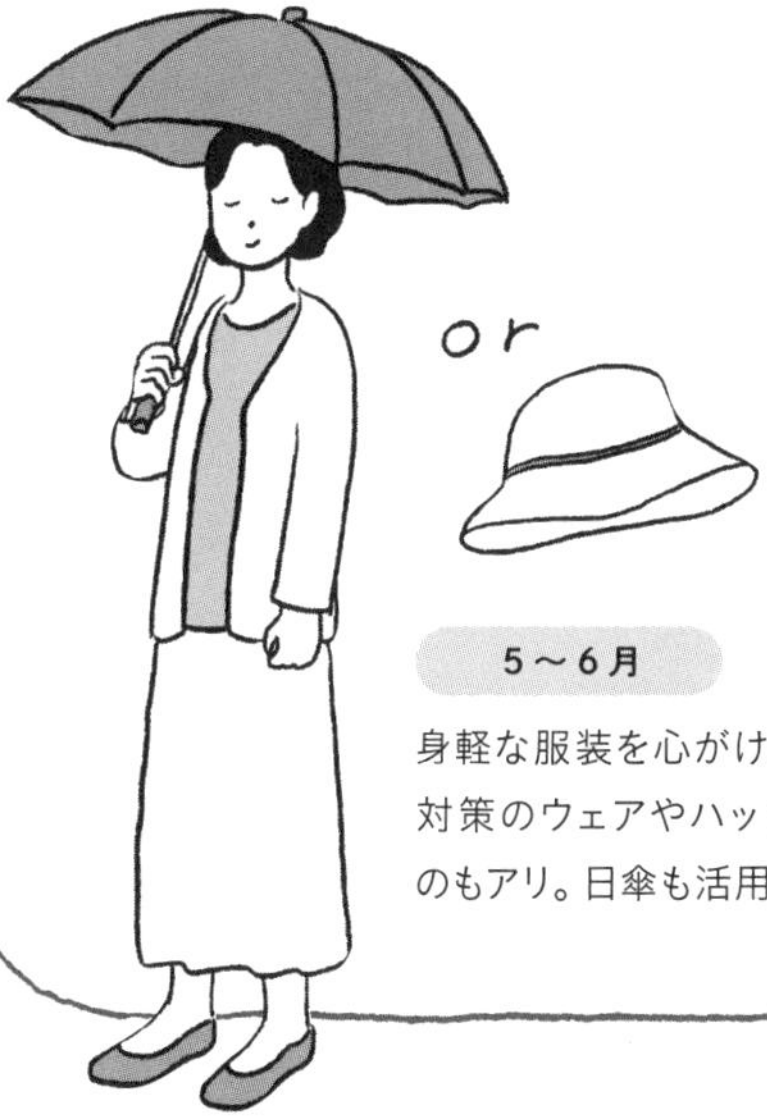

5～6月

身軽な服装を心がけます。紫外線対策のウェアやハットを着用するのもアリ。日傘も活用しましょう。

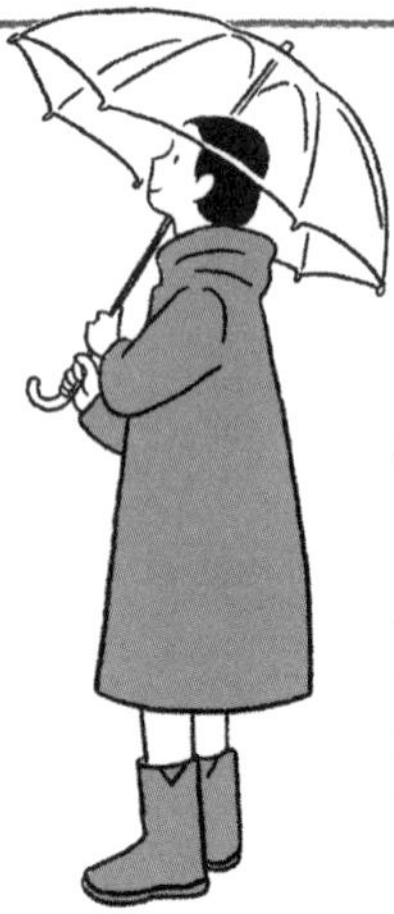

梅雨・台風などの時

レインウェア・シューズを上手に利用しましょう。特に、雨に濡れて、髪や服が湿ったままにしておくと、更年期症状がつらくなります。

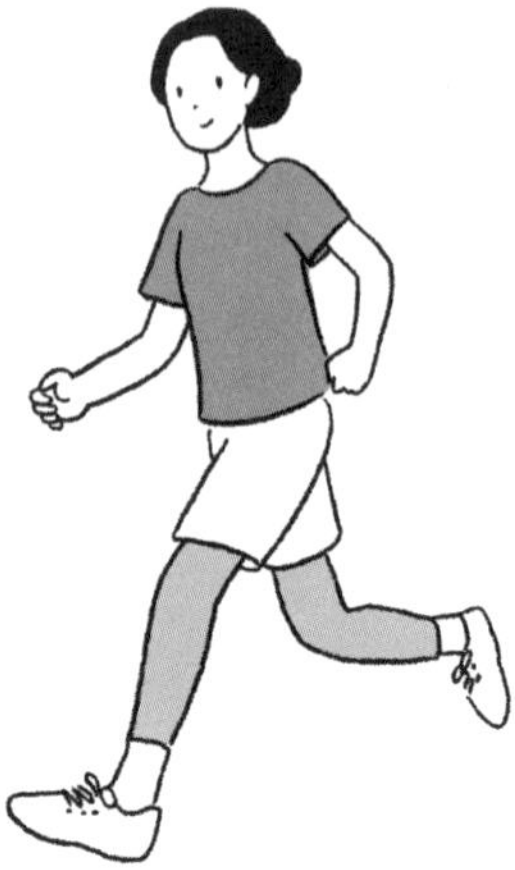

7月

しっかり運動できる速乾性のスポーツウェアを着て、運動しましょう。普段も、汗をかくことが想定されますから、汗の吸収の良い綿や、速乾素材を意識して選びましょう。

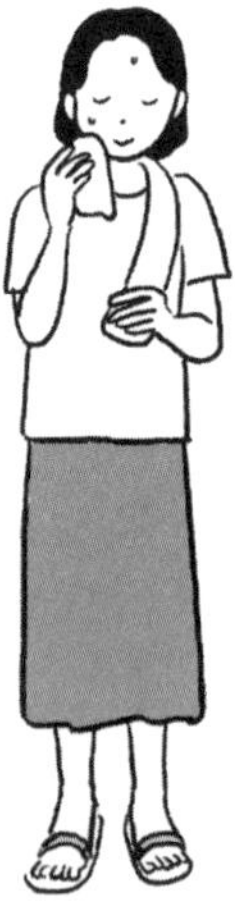

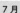

8月〜立秋

汗をかいたらすぐ拭く習慣をつけます。たくさん汗をかいたら、こまめに着替えましょう。この時期の「汗対策」は、女性ホルモン維持にはマストです。できるだけ汗をかかない服装に。室内では冷房による寒気に注意してください。

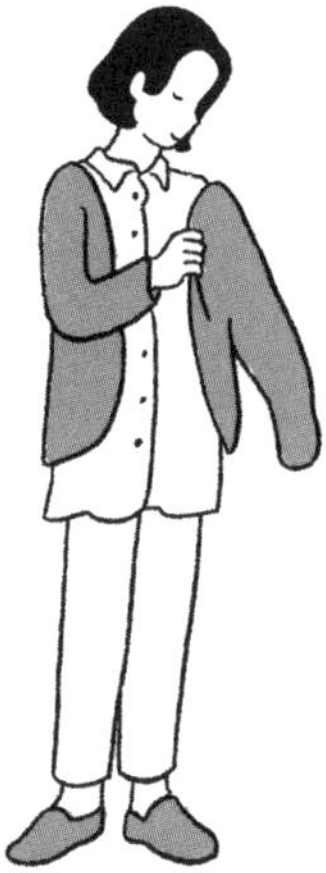

立秋〜10月

比較的安定した気候。寒いなと思ったら、少しずつ、薄手の保温ウェアをプラスします。

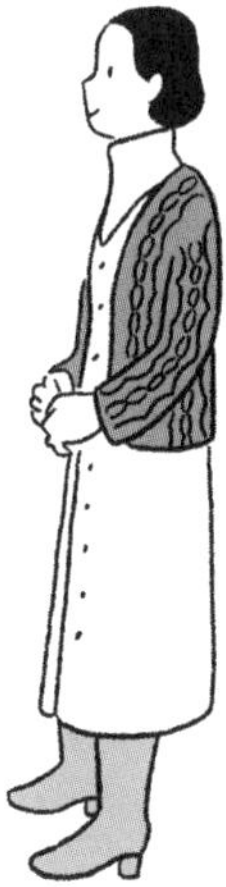

11月

重ね着が楽しい季節。シーズンのオシャレを楽しめば、自然と体を守ることができるでしょう。足元の保温強化で、ブーツなども取り入れてください。

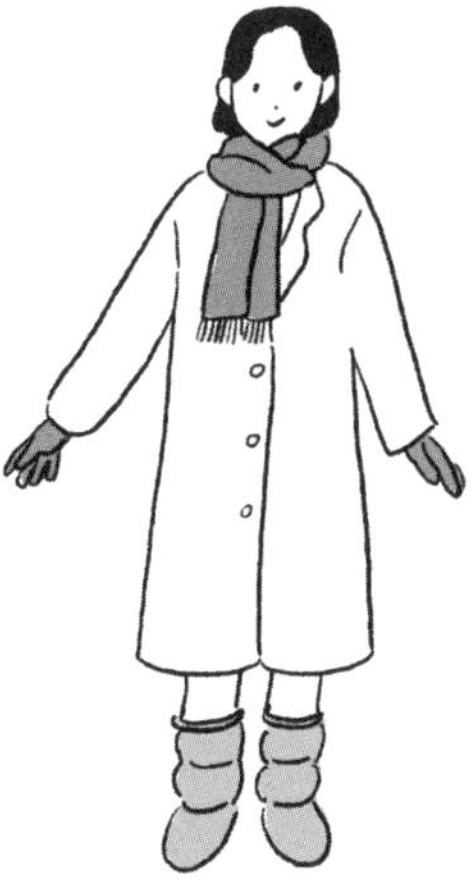

12〜1月

厳寒期。保温命です。もちろん、生足はもってのほかですから、パンツやロングスカートを中心に、ヒート系のインナーやスパッツなどの寒さ対策を強化しましょう。

自然

気象病を知って、低気圧と上手くつき合う

日本では「三日に一度は雨が降る」というデータがあります。こうした湿気や気圧変化に弱いという人も多いのではないでしょうか。頭痛・立ちくらみ・めまい・首や肩のこり・ひざや腰の痛みといった「気象病」「天気痛」の症状は、プレ更年期から出やすく、更年期にひどくなる傾向にあります。

気象病は、東洋医学では主な外環境である「六気《ろっき》」（54ページ参照）の影響、気圧差・気温差や湿度変化などに伴うと考えます。**天候が変化しやすい季節の変わり目や雨、湿気が多い時節は脾胃が不調になり、女性ホルモンが乱れやすくなります。**

特に低気圧がくることによる気圧の揺らぎによって、体の水の流れが悪くなり余分な水分が体内に溜まりやすくなってしまいます。これにより、頭部、特に耳まわりの血行が悪くなり、頭痛やめまい、立ちくらみといった不調が出やすくなるのです。対策をしていきましょう。

低気圧による立ちくらみとめまい予防に「耳折りマッサージ」

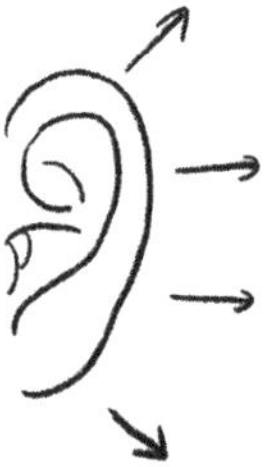

1　両耳を軽くつまんで、矢印の方向に軽く引っ張ります。上から順番に行い、最後の耳たぶはじんわり長めに行います。

2　耳を根元から折り曲げ、両手の魚際穴《ぎょさいけつ》を使ってマッサージをします。顔を両手で挟み込むようにして、耳の根元を10秒押します。この時、息を止めずに、吐きながら行いましょう。

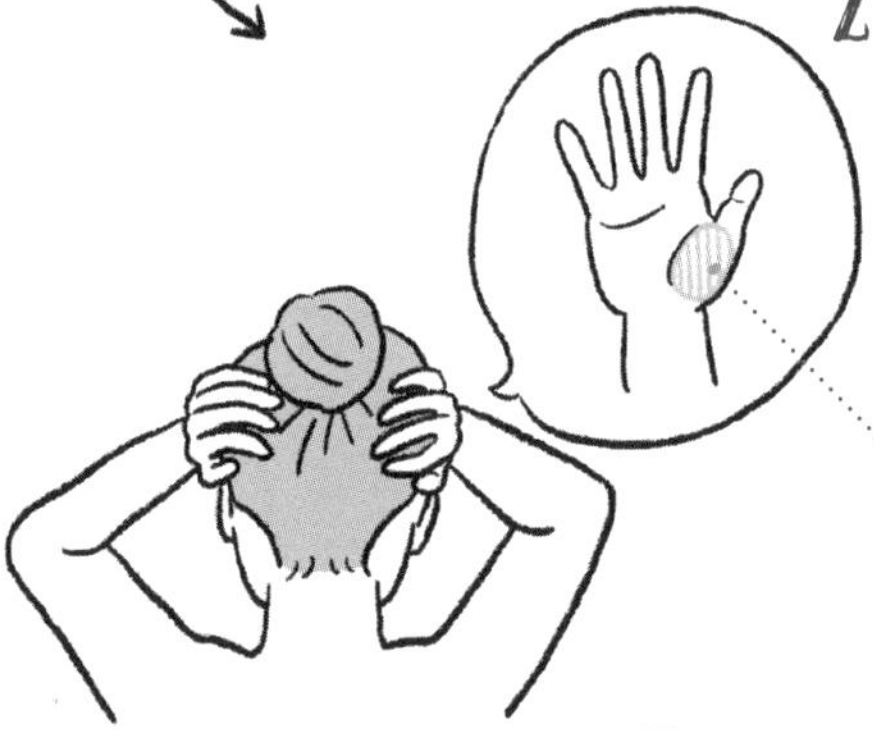

魚際穴　親指のつけ根のふくらみの真ん中あたり。手のひらと甲の境あたり。

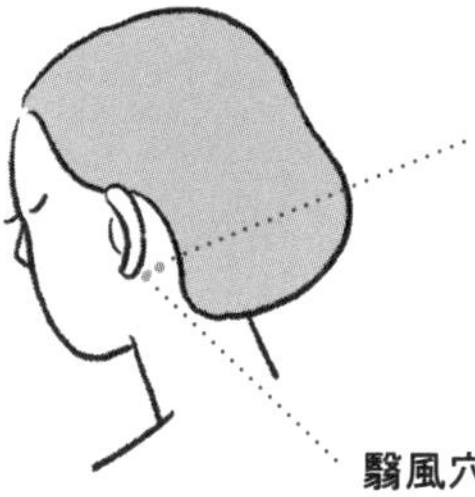

完骨穴　耳たぶの後ろの骨の出っ張り（乳様突起）の後ろ斜め下。

翳風穴　耳たぶの後ろの骨の出っ張り（乳様突起）とあごの骨の間とのくぼみ。口を開けるとくぼむところ。

3　「翳風《えいふう》穴」と「完骨《かんこつ》穴」を10回程度、親指で軽く回転させながら押します。

自然

太陽を浴びて、自律神経を整える

年齢とともに自律神経は不安定になっていきます。自律神経は内臓・血管などの機能を自動的に調節する神経系で、交感神経と副交感神経から成りますが、自律神経のパワーは40代になると、10代の概ね半分程度になると言われています。**落ちてきた自律神経の働きを補うために太陽を浴び、自然からのエネルギーを吸収しましょう。**忙しいのであれば10分程度外に出て、散歩や体操、外気浴をする程度でも良いでしょう。時間に余裕があれば、海や山に出かけるのもおすすめです。

夏と冬では、太陽が南を通る高さが違っており、夏の太陽は高い位置を、冬は低い位置を通ります。そのため夏の影は短く濃くなり、冬の影は長くぼんやりします。光量の変化や、太陽の入射角度によって瞳孔は影響を受けます。眩しくないように、また、暗くてもちゃんと見えるように瞳孔の大きさを変えて調整しています。これは自律神経の働きによるものです。自律神経は夏に交感神経優位となり、自然と活動的になります。一方、冬には副交感神経優位になる傾向にあり、無理に動くのはやめ体を休ませようとするのです。自然のリズムにあった行動や習慣と結びつくことで、生きやすく、元気を保つことができるようになります（49ページ参照）。

室内にばかりいると、自律神経の働きが落ちて情緒不安定になり、体調にも異変が生じてしまいます。本来の生活のリズムも崩れ、昼間、やる気が出ず動けなくなったり、夜眠れず、ついには不眠症になったりすることも。興奮すると感情の抑制がきかない「交感神経亢進」の状態が継続して突っ走ってしまうかと思えば、逆に寝てばかりいる「副交感神経型の鬱」症状が出て、誰とも会わない引きこもり状態に陥ることもあります。定期的に外に出て太陽の光を浴び、自律神経に刺激を与えることで、自律神経の働きを維持することができるのです。

生活

むくみは汗をかいて解消する

湿気がきつい、むくみが気になる。そんな時は、体の余計な水分を出すために汗をかくのが一番です。

「汗を上手にかく」というのはどういうことでしょうか。**暑い時や、湿気がある時、適度に汗をかいたらピタッと止まるのが理想的**です。ところがプレ更年期以降は、加齢とともに汗による水分調整が下手になります。毛穴の開閉には、気のエネルギーが必要になりますが、年齢とともに「気」のエネルギーが減ってくるからです。汗がダラダラ出続けたり、暑いのに汗が出にくくなったと思ったら要注意です。

プレ更年期はスムーズに毛穴を開閉させるため、**5~7月にしっかり運動して、汗をかきましょう。**早歩きの散歩や軽いランニングがおすすめです。冬は病気を予防する観点から毛穴は閉まっている方が良いのですが、夏の汗は、冬場の代謝低下によって体に溜まった「毒」も体外に出してくれます。

運動で汗をかくのが苦手な人は、温泉やサウナを活用するのもよいでしょう。熱いサウナが苦手なら、温度の低いミストサウナでも構いません。低温といっても、40～60℃程度であれば外気よりは高温。汗をかくには十分で、血行促進効果もあります。また、交感神経を激しく刺激することがないので、ホットフラッシュ型の方にも試していただけます。

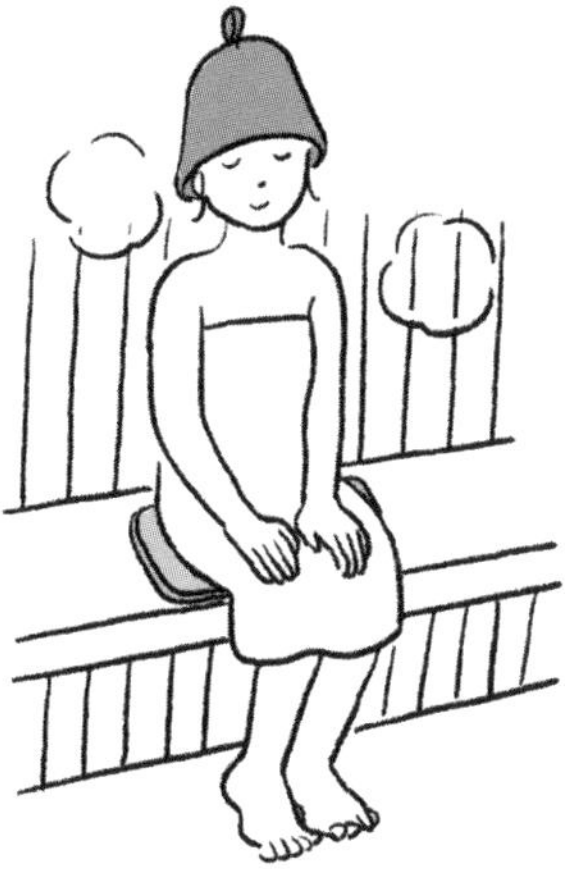

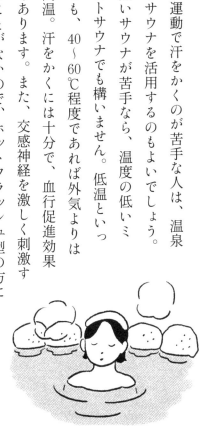

生活

寝つきを良くするには塩風呂に入る

寝汗が多い、寝つきが悪い、睡眠途中で起きてしまうといった症状が続くようであれば、体内に余分な熱が溜まってしまっている状態。この熱をとることが安眠につながります。

手始めに塩風呂を試してみてください。**塩の発汗作用によって、入浴時の汗とともに老廃物がデトックスされます。体に籠った熱を外に逃がすことでスッキリし、良い眠りにつくことができる**でしょう。

方法は簡単。お風呂が沸いたら、湯船に10〜40グラムの粗塩を入れてよく混ぜるだけです。初めての方は10グラムから始めて、肌が過剰に反応しないようなら翌日にもう10グラムを足します。少しずつ塩の量を増やして40グラムまで入れてみましょう。一週間程度は続けてみてください。

塩風呂は肌荒れ・肌トラブルにも効果が期待できます。特に梅雨から夏にかけて、湿気で蒸し蒸ししてボツボツができやすくなった肌によいでしょう。塩で殺菌され、コンディションが整いやすくすべすべになります。体の常在菌の暴走を止めることができ、感染症にもかかりにくくなります。

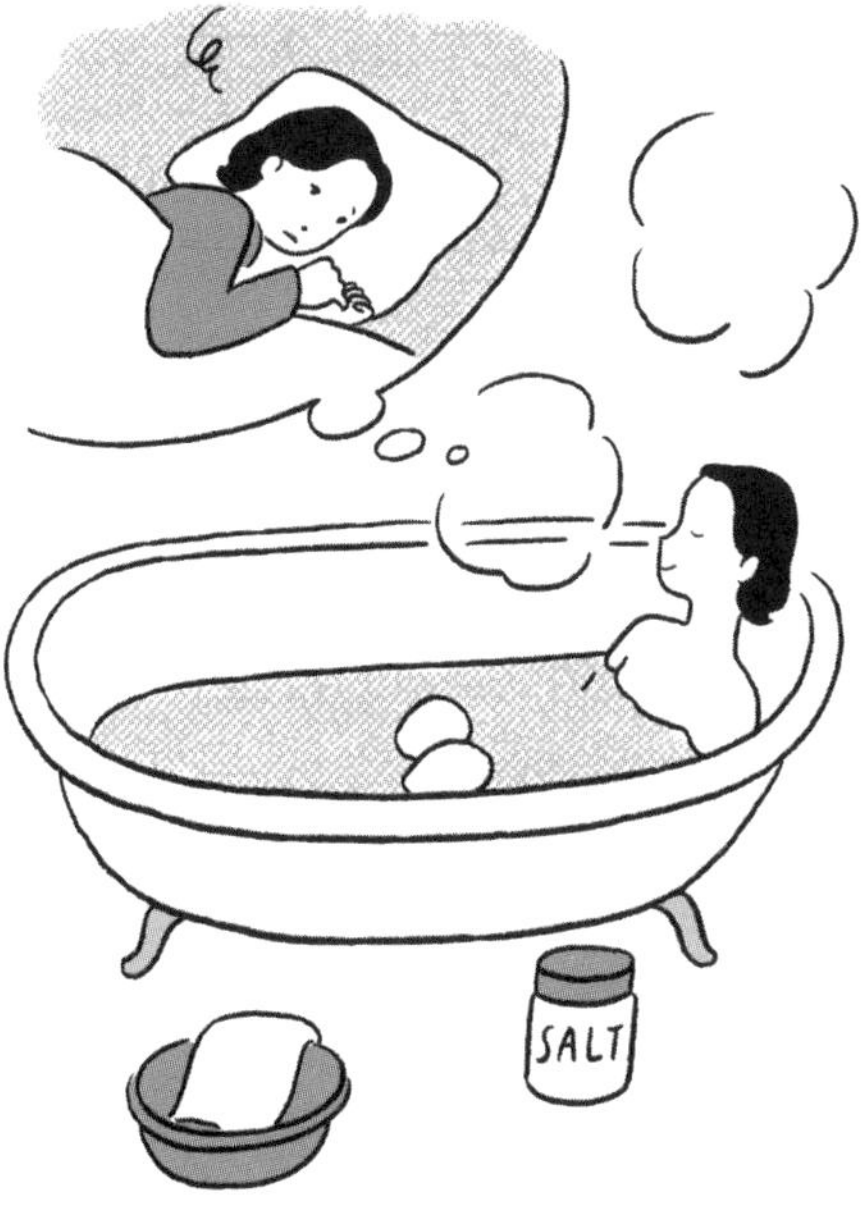

生活

音楽で体内の「水」を活性化させる

人体の水分量は、成人女性では体重の約6割、50代になると約5割と言われています。体内の「水」とは、細胞が機能する環境を作っている細胞内液、血液や間質液などで、栄養や酸素を全身に届けたり、老廃物を体外へ出したりとそれぞれ役割を持ち、身体をよい状態に保つために、体内を巡っています。

この体内の水をリズミカルに循環させ、活性化させるために、好きな音楽に乗って、家事やルーティンワークを行ってみましょう。音楽によって、体の「水」も振動するイメージです。掃除機がけや、洗濯物干し、仕事やパソコン作業など、好きな音楽を聴きながら行うことで心も整い、作業効率が上がります。また、歌いながら、作業するのもおすすめです。腹筋群は歌うことでも鍛えられる筋肉で、しっかりお腹から声を出して歌うことで、骨盤底筋も鍛えられます。プレ更年期から衰え始める下半身を強化しながら、体の水を活性化させていきましょう。

生活

生理中はしっかり休んで、リズムを整えよう

閉経は「更年期」という流れの柱です。**生理が順調にくるということは、更年期を遅らせ、かつ健やかに更年期を過ごすための最重要課題と言えます。**生理中は仮に痛みがなかったとしても、体が重くパフォーマンスが落ちがちです。生理痛がある場合、鎮痛剤を飲んで仕事や運動、遊びに臨む人もいるかもしれません。しかし、無理をすると、不妊や無排卵になったり次の生理が不順になったり、ひいては閉経が早まったりすることがあります。休むのも東洋医学では立派な養生と心得て、しっかり休養をとってください。

生理は「月《つき》」の影響を受けてリズムを刻んでいます。基本は28日周期。24、25日未満の周期であれば、「気虚《ききょ》」というエネルギー不足の状態です。35日以上だと気のエネルギーが渋滞している場合が多いです。休養をとることで生理のリズムを整えていきましょう。

生活

座る時は骨盤を意識し、疲れを溜めない

一日で座っている時間は意外と長いものです。このとき、腰が丸まった猫背の姿勢で座っていると、骨盤が後傾になってしまいます。骨盤が後傾になると、骨盤の上に載っているはずの臓腑が骨盤内部に落ちて圧迫され、内臓が不活性になり代謝や血流が悪くなって疲れが蓄積されやすくなります。老化を促進させるので、更年期が進む原因にもなります。

体が健康になる座り方のポイントは、骨盤がやや前傾であること。骨盤を捻ったり傾けたりせずに真っ直ぐ立て、少し前に体重をのせるイメージです。椅子に座る場合は、浅く座ると骨盤が後傾してしまいます。深く座り、腰が丸まらないよう背筋を伸ばし、体の重心が偏らないよう肩や膝が左右水平になるよう意識します。足裏を完全に地面につけるのもポイントです。床や畳に座る場合、骨盤が後傾しやすいので、正座用の椅子などを利用して座るのもおすすめ。あぐらは控えるようにしましょう。

上手な座り方ができているか
セルフチェックをしてみましょう

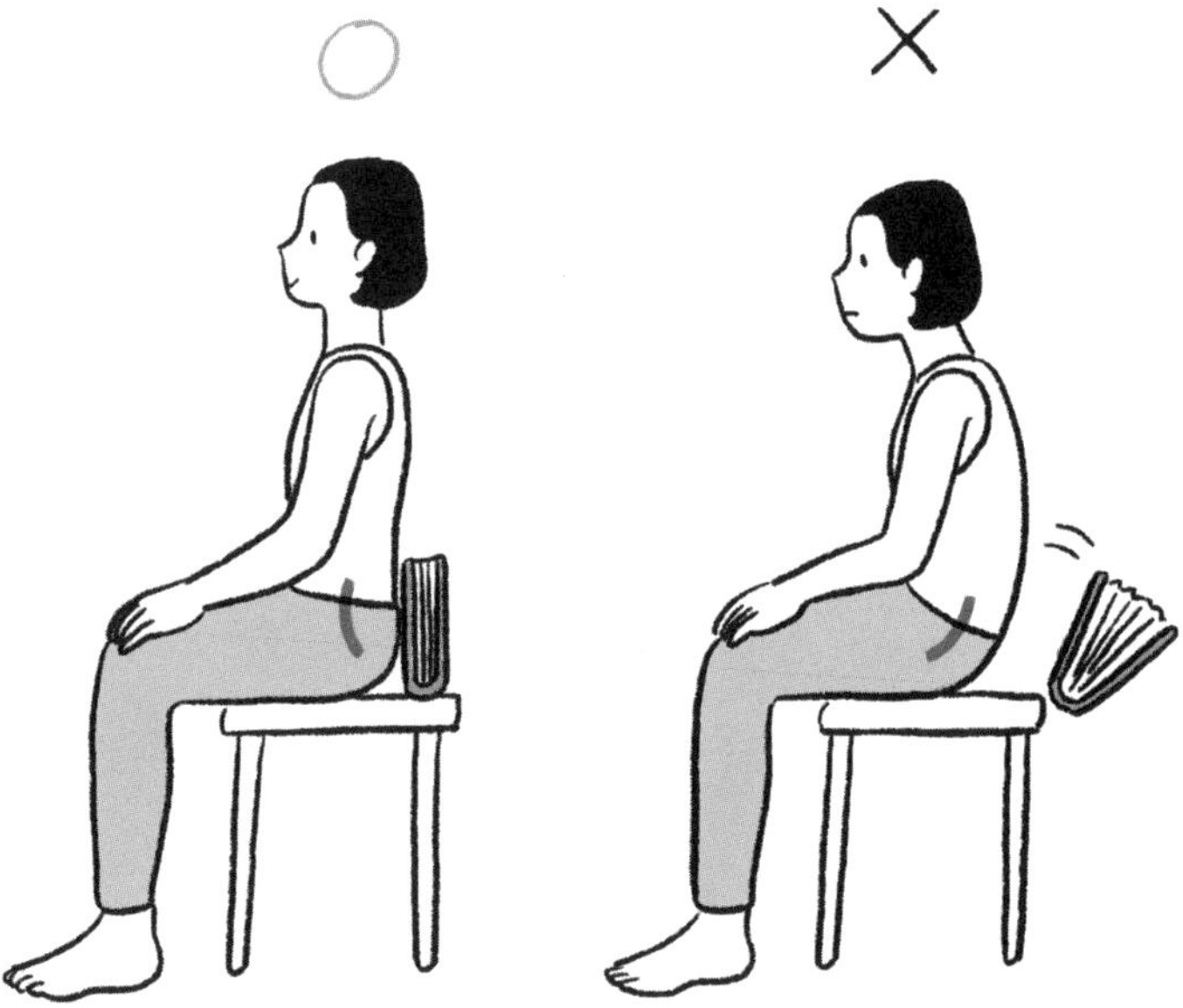

背中側の骨盤の部分に辞書サイズの分厚い本をあててみましょう。本が自分の方へ寄りかかってくるか、立ったままなら、骨盤は少し前傾しており、良い座り方。

本が自分と反対側に倒れてしまうなら、骨盤は後傾しており、内臓が圧迫され疲れやすい座り方。このまま背筋だけ伸ばしても、腰に負担がかかるだけ。骨盤を立てることを意識しましょう。

生活

眼精疲労はタッピングでこりをほぐす

現代人は人類史上、もっとも目を酷使しています。目の疲れはもはや国民病レベルで、「更年期で一番心配なのが視力の低下」という30代さんやプレ更年期さんの声をよく聞きます。目の周りのこりだけでなく、顔もゴチゴチ、頭もゴリゴリという方がたくさんいます。

この**顔と頭のこわばりをほぐすために、指でポンポンと軽くタッチするタッピング・マッサージを提案**します。左右交互に行うのが通常の方法ですが、効果を実感したい人は試しに左右のどちらか片側だけやってみても良いでしょう。**顔と頭が柔らかくなり、目もスッキリして見えやすくなります。**ポイントは指の先端（指頭）を使うこと。人差し指から小指の4本の指頭を軽く揃え、指全体の力を抜いて、ポンポンポンポンとリズミカルにタッピングします。気になる部分を多めにタッピングするのも良いでしょう。

顔・頭のこりをほぐす タッピング・マッサージ

1 頭頂部から前後左右とタッピングをします（イラストの赤い斜線部を中心に行う）。特に、側頭部痛のある人は、耳の上や耳まわり（グレーの斜線部）を入念にやりましょう。

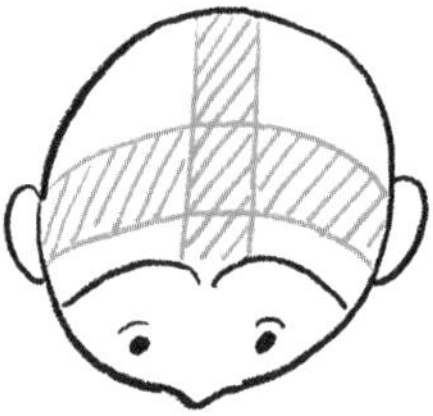

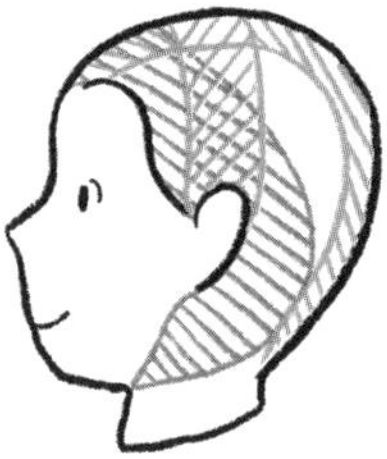

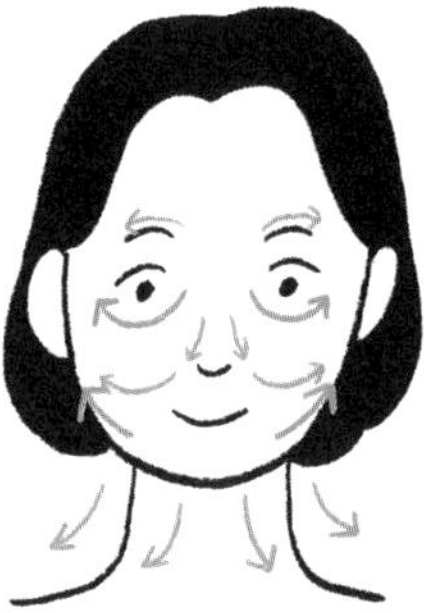

2 顎から輪郭・頬に沿って、下から上へタッピングします。顔がリフトアップすることをイメージしましょう。手の動きは左右一緒に。

3 眉間からスタートして目のまわりをタッピングします。顔のこりがほぐれたら、首も行いましょう。

運動

季節に応じた運動法で体を整える

体の動かし方には、春夏秋冬に沿った「一年の流れ」があります。その流れに沿って運動することで、体を整えていきましょう。夏（5〜7月）に運動量のピークを迎えるのがベストです。

まずは冬の縮こまった体を立春から起こしていきます。春（2〜4月）に、体の関節をゆっくり大きくストレッチ。そして、十分に動かせるように、徐々に運動の質も量も上げていきます。夏になったら、思う存分動きましょう。秋は、少しずつペースを落としていく「調整」の時期。秋は生命力を体の内側にしまいこみ、これまで身につけたものを発揮する時で、スポーツの試合や発表会などにふさわしい季節。つまり、春夏で体を作ってきた努力を実らせ結果につなげる最良の時期なのです。冬は、無理をせず汗をかかない程度の運動量に。秋・冬に運動量を増やすと体調を崩しやすくなり、秋に調子がよくても冬から春にかけて老化が進み、結果的に更年期の不調につながることも。

春・夏は準備やトレーニング、秋は本番

スポーツの試合や本番の直前に鍛え過ぎたり練習し過ぎたりして、当日に筋肉痛で動きが悪くなるとしたら、本末転倒です。試合における最高のパフォーマンスは、運動量のピークとは一致しません。運動を「一年の流れ」で考えることもそれと似ています。春・夏がトレーニングや特訓・練習の期間なら、秋は本番。この時は負荷を小さくする方が、体に優しいスポーツのあり方です。特に、練習より本番が厳しいというのはNG。練習では10㎞しか走っていなかったのに、本番でマラソンを走るのはやめましょう。なお、体が動く夏に本番を行うことは、体への負担が小さいため問題ありません。

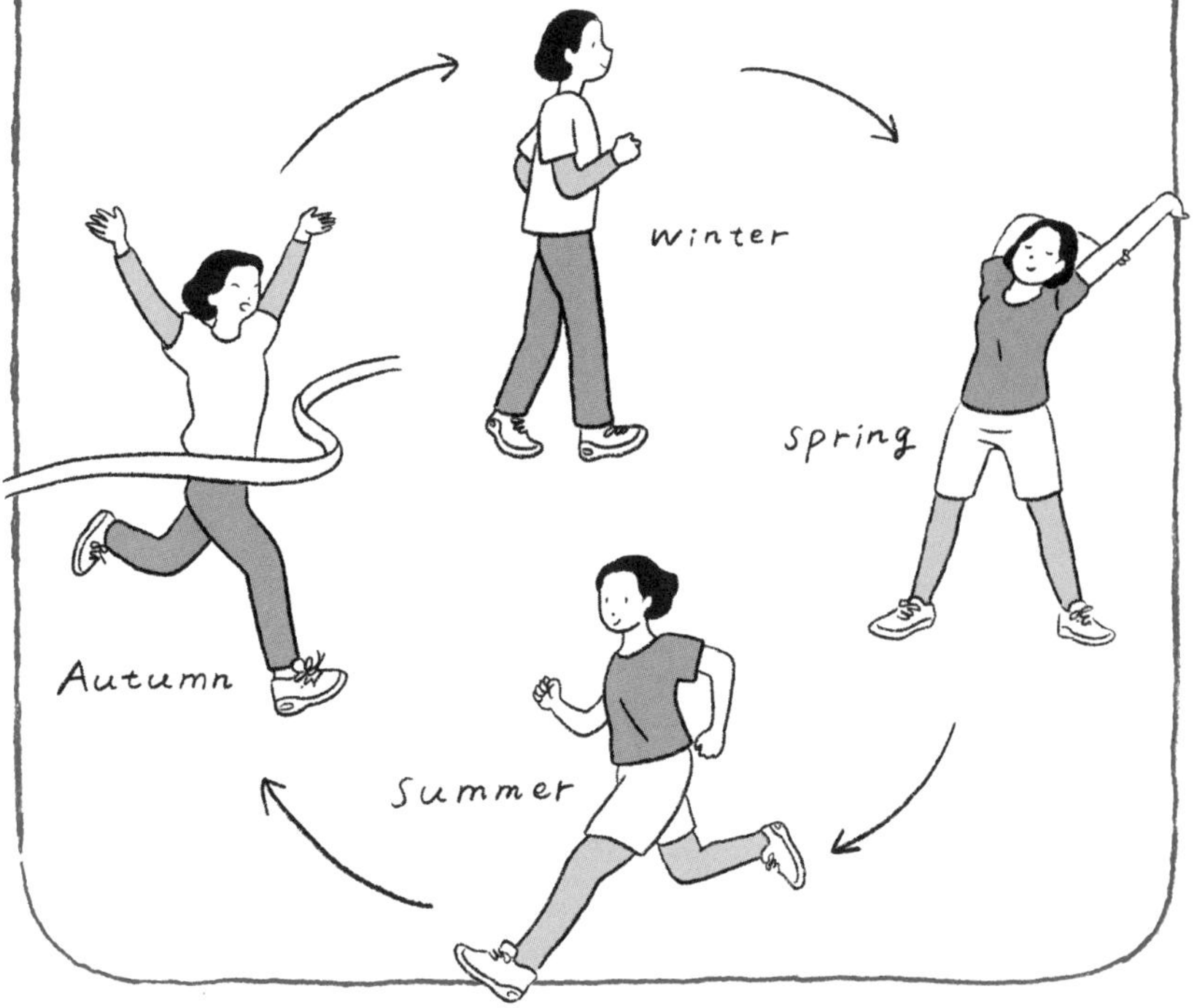

運動

捻りストレッチで横隔膜を解放しよう

女性は元来、呼吸が浅くて小さい胸式呼吸の人がほとんど。通常の胸式呼吸では息を吸う時に胸まわりの肋骨と肋間筋だけを使い、吐く時にはほとんど筋肉は使っていません。**呼吸が小さくなると、お腹に硬いしこりのような塊（硬結）ができて、臓腑の動きを阻害します。**ストレスや長時間のマスク着用などで呼吸が妨げられると、さらに横隔膜の動きがにぶり、横隔膜の真上（ハの字の部分）が硬く分厚くなり、肋骨まわり（8の字の部分）の皮膚が硬くなることも。これが更年期の呼吸器の不調につながっていくのです。

横隔膜を解放する**捻りストレッチを毎日することで、呼吸の筋肉＝肋間筋が柔軟になり、同じ胸式呼吸でも通常より呼吸が大きくなり、健康維持につながります。**

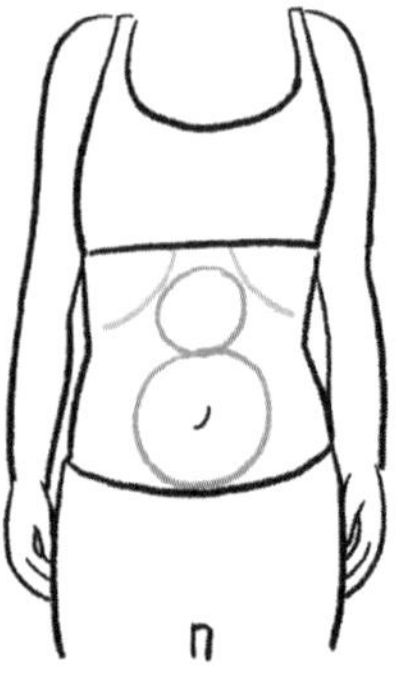

捻りストレッチで日常の胸式呼吸を改善し心身を健康的で活発に

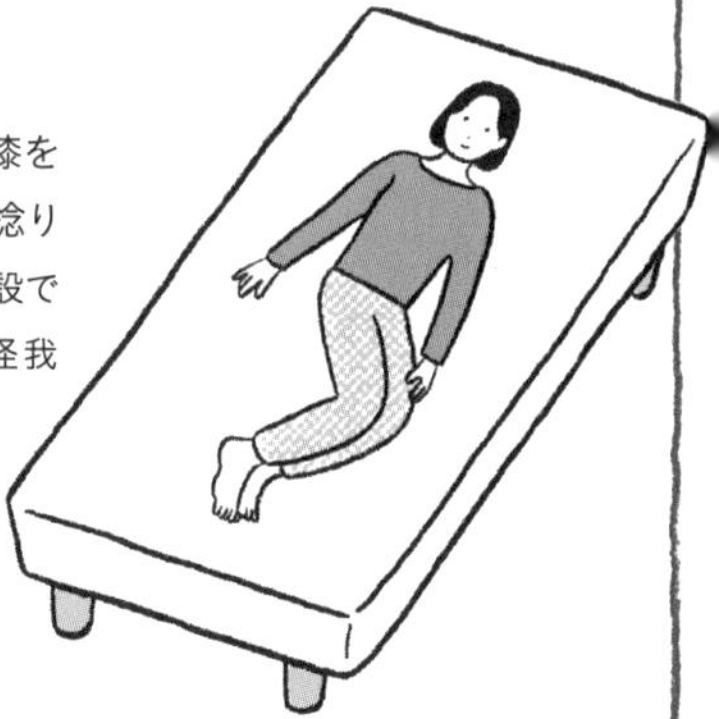

1　横になって両膝を立てます。膝をそろえて、左右に10～30回捻ります（この運動は中国の介護施設でも行っていて、自重でやる限り怪我がありません）。

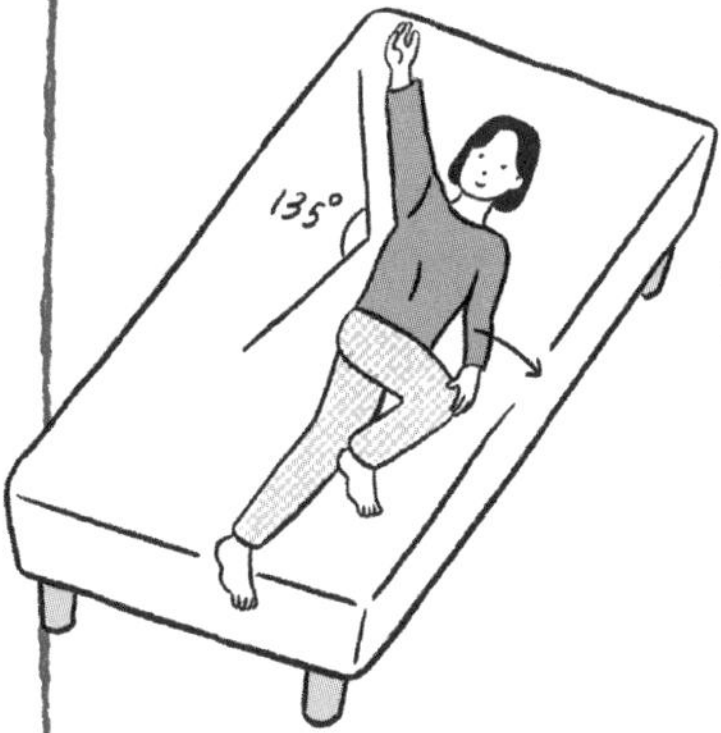

2　捻りの負荷を上げます。右膝を立て、左の手のひらで膝を内側に倒すように押します。右腕は肘を伸ばして、斜め135°へ。肋間や横っ腹もよく伸びます。この時、他の人に押してもらうのはNG。自重で行ってください。

3　ベッドなど段差を利用して、足を床に落とし、（動かせる人は）ぶらぶら動かすと効果的。3回程度、深呼吸をゆっくりしましょう。さらに、顔を右手の方に向けると、ストレッチの負荷が上がります。左右、反対も行います。準備運動や朝起きる時のルーティンとしてもおすすめです。

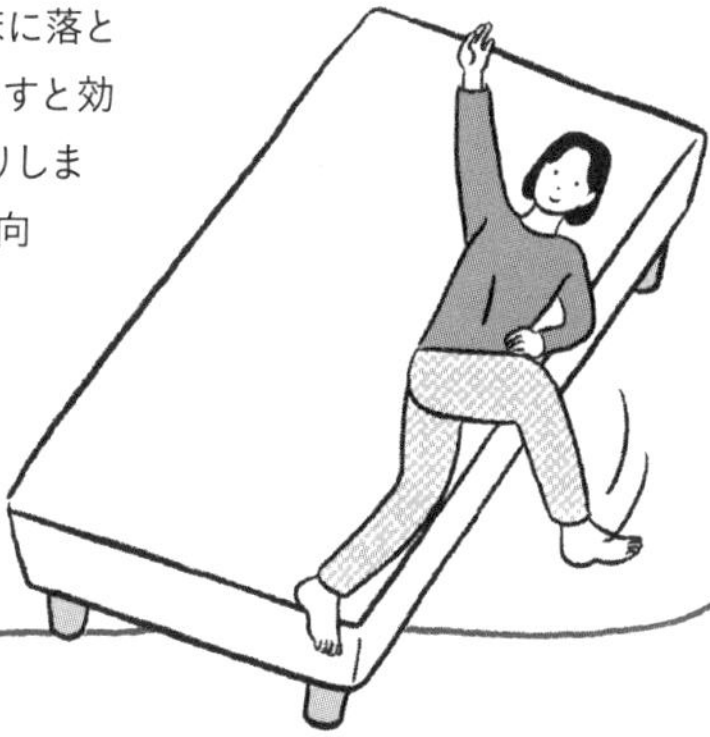

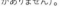

運動

まずは「歩く」、そして「ランジ歩き」へ

更年期の体の不調を軽くするには体を動かす習慣が大切ですが、もし、**今運動の習慣がないなら、まずは「歩く」**のが一番。周りの景色を見ながらのんびり歩いてみましょう。徐々に体が慣れてきて、少し運動の負荷を上げたいと思ったら、「大股歩き」に。水溜まりをまたぐような気持ちでまずは10歩。調子が出てきたら、スピードを上げていきます。骨盤を前傾させて仙骨を運ぶイメージです。仙骨に手を当てて、仙骨を進行方向に押しながら歩いてみると、速く歩けるのに驚くでしょう。効率的な体重移動の仕方を身につければ、体がよく動き、気持ち良さも増して、運動効率も上がります。

さらに運動量が欲しければ、大股で脚を前に出して腰を垂直に深く落として歩く「ランジ歩き」にしてみましょう。大股歩きがつらければ、後ろの足を一旦前の足の横に置いてから進めば、負荷が少なく、運動量を上げることができます。

志室穴を押しながらランジする

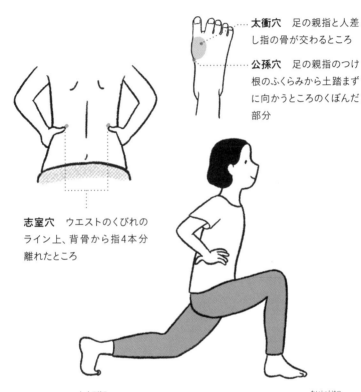

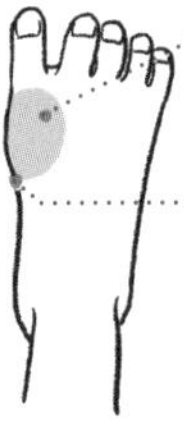

太衝穴　足の親指と人差し指の骨が交わるところ

公孫穴　足の親指のつけ根のふくらみから土踏まずに向かうところのくぼんだ部分

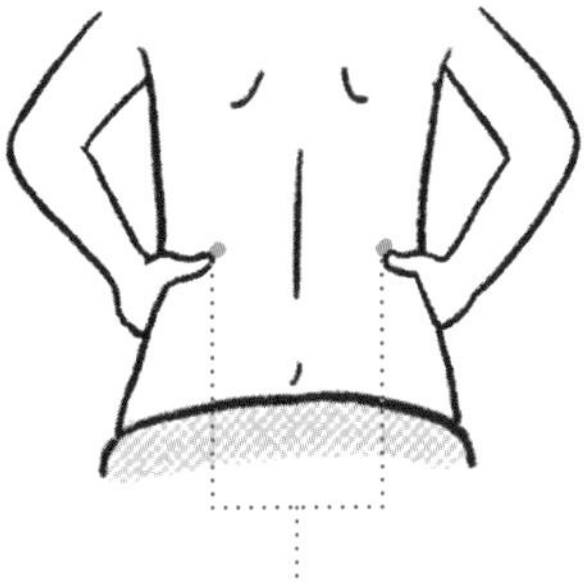

志室穴　ウエストのくびれのライン上、背骨から指4本分離れたところ

両方の親指で志室穴《ししつけつ》を押さえて、骨盤を立て、軽く胸を張ります。良い姿勢がとれました。足を肩幅に開き、進行方向につま先を向けます。真っ直ぐ大きく一歩踏み出し、踵→つま先の順番につきます。前足の膝の位置は、踵の真上に置きます。体重は前足の太衝穴《たいしょうけつ》から公孫穴《こうそんけつ》あたりにかかるように、また、太ももは床と水平を意識しましょう。しっかり腰を落とし、左右交互に動かして歩きます。最初は10回1セットから始めましょう。

運動

空気椅子と女神のポーズで体幹を鍛えて、臓腑を守る

プレ更年期は体幹を鍛え、正しい姿勢を維持して臓腑の働きを良くするのが対策の要となります。スクワットも良いのですが膝を痛める可能性があるため、すでに膝痛を持っている人や心配がある人は、空気椅子がおすすめです。壁に背をあて両足を肩幅くらいに開き、膝を軽く曲げて背筋を正し、骨盤を立てます。両手は空いていれば前でクロスするか合掌しましょう。膝を90度を目標にゆっくり曲げていき、30秒程キープします。

また、もう少し負荷を上げたい（効果を上げたい）人は、ヨガの女神のポーズ（左ページ参照）を試してみてください。

プレ更年期は多忙な時期でもあり、運動をする時間がとれない場合も多いでしょう。空気椅子と女神のポーズなら、何かをしながら鍛えることができます。テレビを観ながら、あるいはドライヤーをかけながらなど、ちょっとした隙間時間を運動の時間に変えていくことができます。

日常的に「ながら」トレーニング
女神のポーズ

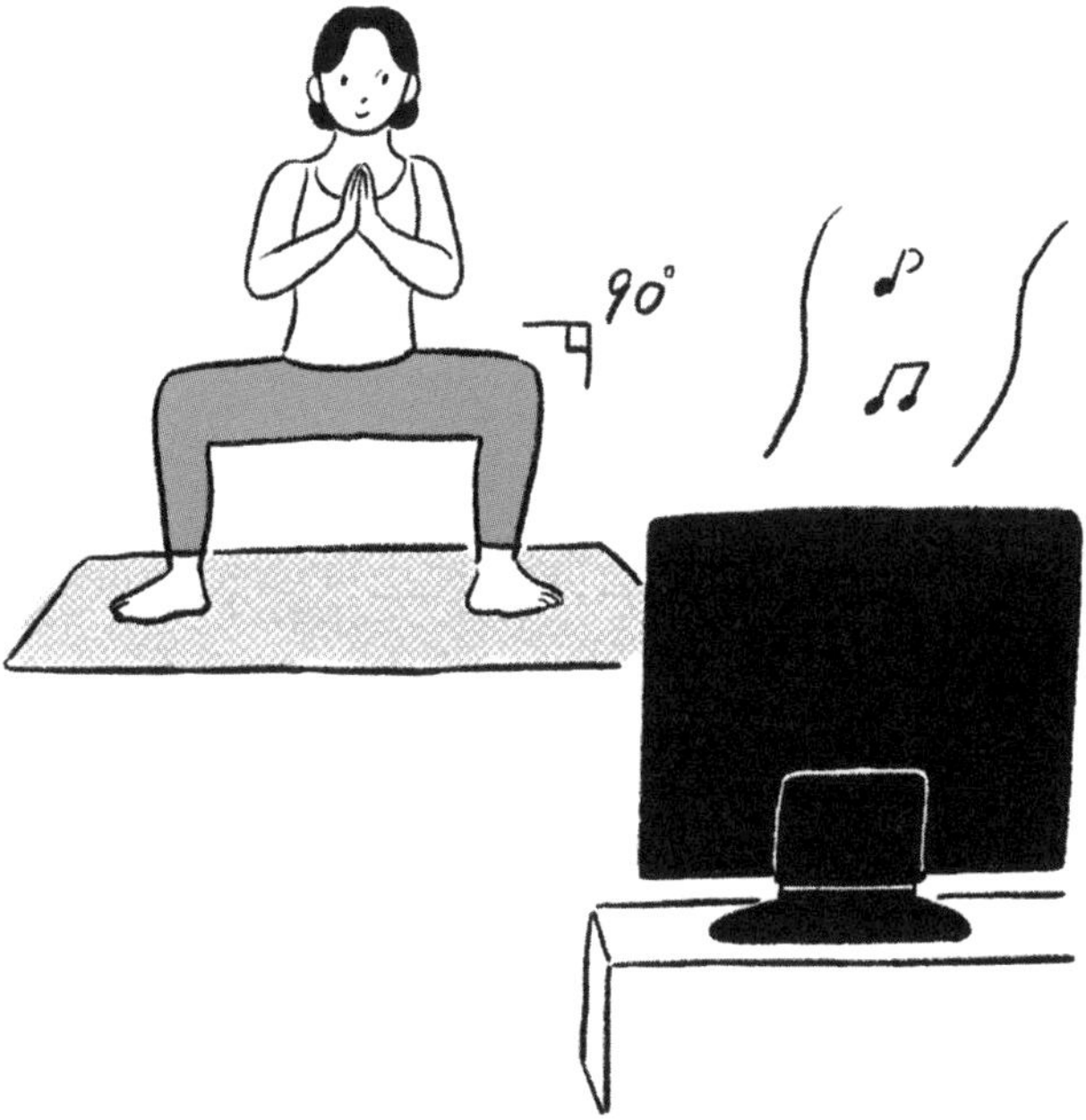

両足をつま先を外に向け、肩幅よりも大きく開きます。両手は合掌。膝を90°を目標に曲げていきます。90°に曲げるのが難しければ、最初はできるところまでで構いません。大きく呼吸を3～5回しながら、足のツボ、太衝穴《たいしょうけつ》と公孫穴《こうそんけつ》（101ページ参照）に体重がかかっていることを意識してください。まずは10秒、できれば30秒キープしてみましょう。

安定してできるようになり、より負荷を上げて鍛えたい方は、同じポーズのまま踵を上げてみてください。

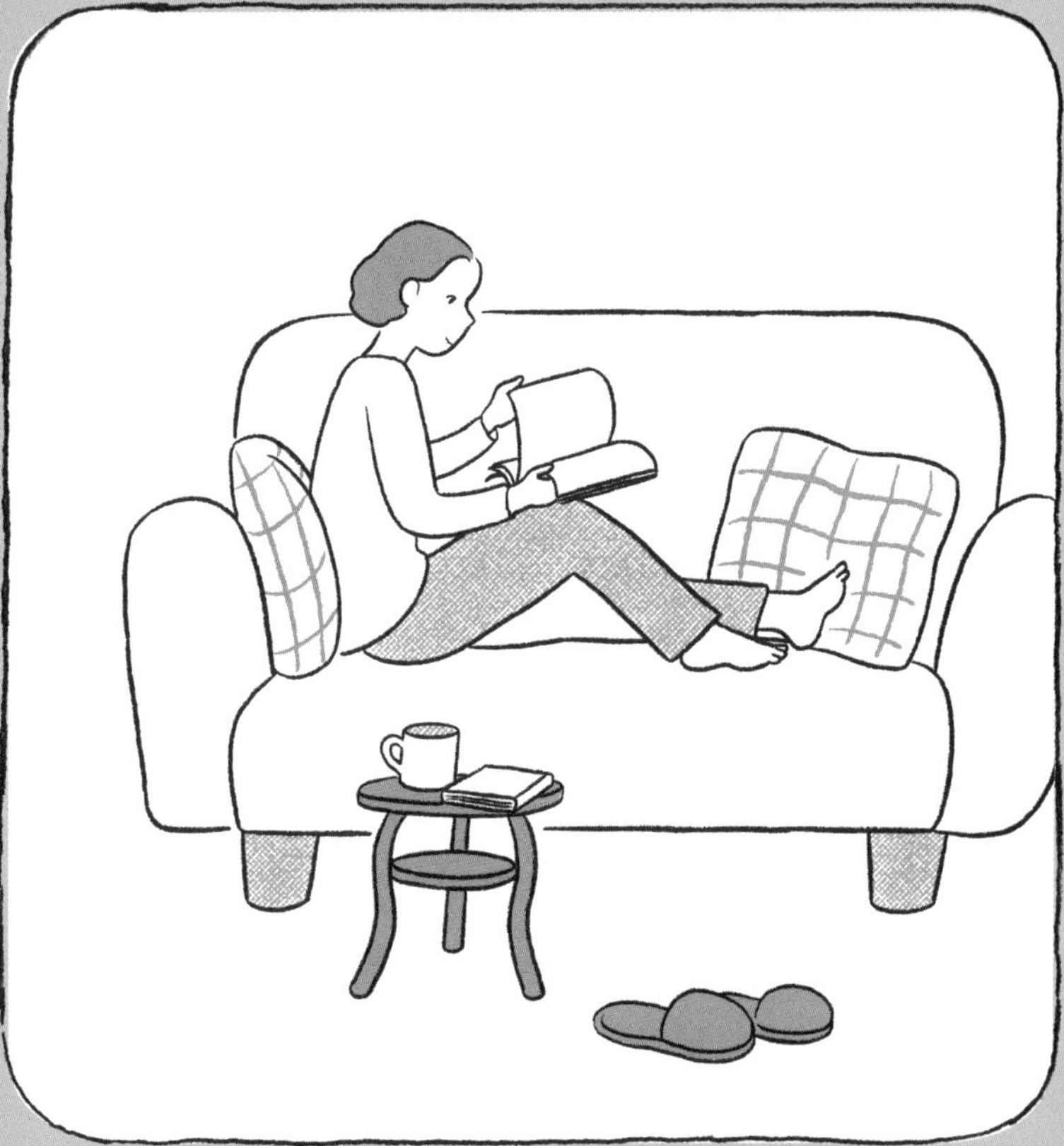

CHAPTER 2

ミッド更年期

（49歳前後）

変化に対応する術を
身につける

mid-menopause

ミッド更年期

49歳前後

更年期症状が複合的に現れ、心身変化の時
自然の法則を理解し、上手くつき合う

ミッド更年期（49歳前後）の身体変化のチェックシート

- □ 閉経が近づく。生理がさらに不規則になり、1ヶ月こない、もしくは生理があっても大量出血や少量になる、生理期間が極端に短いなど不安定が加速する
- □ 生理が一年こない（閉経）
- □ ホットフラッシュ、異常な発汗、ほてり、イライラを感じる
- □ 尿漏れを感じたり、トイレが近くなったと感じる
- □ 老眼・乱視など視力に問題を感じる（老眼鏡が必要になる）
- □ 寝つきが悪い、中途覚醒など睡眠にトラブルを感じる
- □ 骨密度の低下が見られる
- □ 白髪がかなり気になる。深いシワも気になる
- □ 記憶力・集中力ともに低下を感じ、何かしら一つ、二つは忘れる。理論的に考えることが苦手になる
- □ 不安感や落ち込みがひどく、動けないほどのこともある

いよいよ更年期本番。上の生理の項目が当てはまり始めた頃から閉経にかけて、その他の更年期症状が一気に押し寄せる可能性があります。

女性ホルモンの区切りとして、閉経を「7歳×ステージ7」＝49歳と捉え、これまで妊娠可能期だったのが、妊娠不可能期へとシフトする時期。閉経の前後10年間をミッド更年期として本書では扱います。

女性ホルモンの不安定さがある一線を越え、更年期症状が急に出てきたり加速する場合があります。その指標は、生理がきちんとあるかどうか。それを知るためにも「基礎体温」を測ることで自分の体と向き合いましょう。

基礎体温は毎朝（できる限り同じ時刻に）、目が覚めたら安静時のまま体温を測ります。1ヶ月記録をつけてみて、「高温期と低温期」の2層がしっかりあれば、排卵期のある正常の生理で、女性ホルモンは整っていると言えます。体温が2層にならない場合、排卵はないとみなし、閉経はいよいよ間近となります。排卵期前には一旦体温が下がり、その後、高温期となります。閉経を迎えると、生理があっても排卵はしないため、体温は低温期が続きます。体温が上がらなくなると、冷え性になったり太りやすくなったりします。不眠・ホットフラッシュ・イライラ・めまい・排尿障害など、更年期症状はどれか一つでもキツいの

に、これが複合的に攻めてくることもあり、気の持ちようでは、もはや間に合わないくらい心身ともにキツく、ダウンしてきたなと感じます。

心身ともに非常に不安定ゆえに、気候や人間関係など外部からの影響に対して敏感になってしまいます。すべてに敏感になるというケースもありますし、苦手なものがさらに苦手になるというケースも。プレ更年期より、心や感情の揺れが激しく、自分でコントロールできないことも多くなります。「自分のせいじゃない！」という諦観を持ちつつも、できる対策を講じていきましょう。

更年期症状から復活するには、自然のパワーや法則を上手に取り入れ、動物としての「人間」の活力を賦活する必要があります。本章では、動物としての「人間」の法則性を理解し、更年期に必要なことを紹介します。健康法として当たり前のことも、情報が溢れている現代では、「なぜ？」を知ることで確信を持って、実践することが大切。チャプター1で紹介した服装、一年の動き方（78、96ページ参照）は、人間が自然の力を生かすのに効果的です。ミッド更年期以降も基本ルールは一緒ですから、続けていきましょう。

閉経前と閉経後の基礎体温

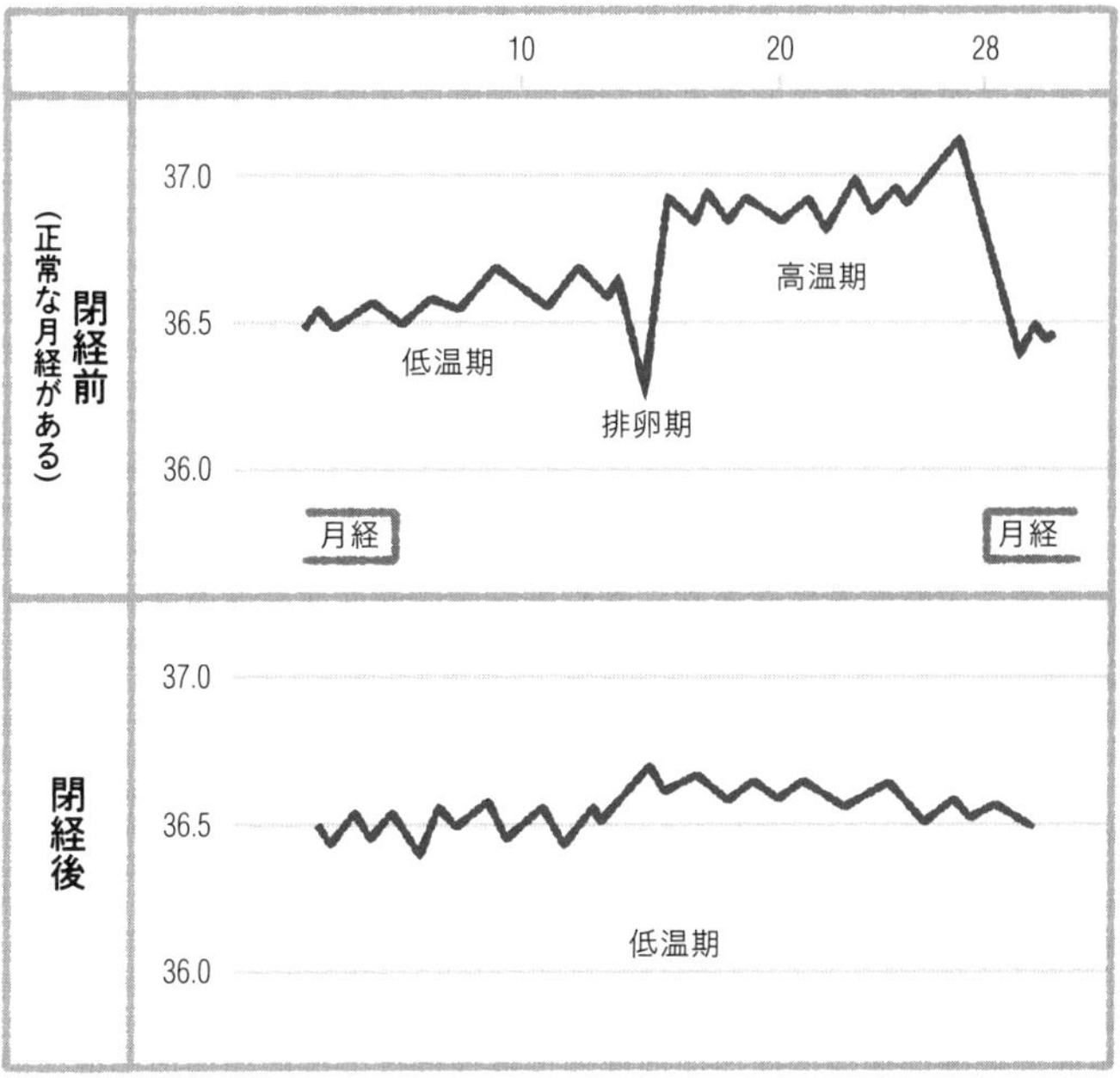

閉経が近づいているかどうかを、基礎体温と生理によって確認するポイントは次の通りです。

●高温期があるかどうか

正常な生理の場合、排卵を境に体温が上がり高温期になります。低温期より0.3℃以上高くなっていれば高温期で、おおよそ2週間程度続きます。

●月経不順がある

閉経が近づくと月経時の出血が減り、月経日数自体が少なくなってきます。反対に経血量が増えたり、だらだらと出血が続いたりする場合も。

●月経周期が25～35日

前の月経の始まりから、次の月経の始まる前日までを一つの周期として数えます。閉経が近づくと月経周期が短くなるなど、不規則になってきます。

最後の月経から一年が経過したら「閉経」です。

食事

一杯の濃い味ドリンクで便秘と不眠を改善

気持ちの良い便通は心身の熱をバランス良く保ち、スッキリさせてくれます。人間の行いの中で排便は排尿・性交と並び、極めて特別。自律神経である交感神経と副交感神経、そして体性神経、この三つの神経全てが上手く連動することで初めて達成される行為だからこそ、唯一無二の気持ち良さを伴います。

良い便通のためには消化・吸収の働きが欠かせません。この**消化・吸収は自律神経と深く関係しており、心身を活発にする交感神経と心身を休ませる副交感神経がバランス良く働くことが大切**になります。自律神経はまるで振り子のよう。交感神経が極まると、その後、副交感神経がよく働きます。

そこで、濃い味の飲み物を一杯、体内に入れましょう。強く振り子を振ることができ、良いリズムを作ることができます。常飲するのは水や薄味の温かい飲み物が良いのですが、かといって薄味ばかりでダメ。一日の中で、メリハリを作ることが大切です。たとえばコーヒーを飲むと、スッキリし目が覚めますね。これは交感神経が高まったため。**午前中に濃い味の飲み物を飲むと、機敏に動く手助けにもなります。**自律神経は振り子のように働くので、交感神経が極まったのち、副交感神経がよく働き、良いリラックスと睡眠が訪れます。朝食（またはランチ）後、骨盤を立ててゆったり座り、ほっと一息という時間を作ります。その際に、濃いめで苦味のある温かい飲み物を飲みましょう。コーヒー、お濃茶《こいちゃ》、深蒸し茶の他、鉄観音茶などの青茶やルイボスティーをちょっと濃いめにいれるのもおすすめです。

更年期には、便秘によって不眠症状が悪化することも。カフェインを控え便秘薬や眠剤を飲むという方法もありますが、**濃い味の飲み物は腸を刺激して便通を促し、良い便通は夜の快眠をもたらします。**薬に頼る前に、一杯の濃い味ドリンク、ぜひ試してみてください。

食事

白い食材を食べて、感情を整える

更年期になると、感情の暴走が激しくなることが多くなります。激しい感情を落ち着かせる「腎」の力が急激に落ちるために、感情に歯止めがきかなくなってしまうのです。また、脳が不活性になるため、筋道立てた考え方も苦手になります。「感情を相手に伝える」ということは、本来人間同士の信頼関係を築くコミュニケーションの土台になるものです。しかし、笑い過ぎ、怒り過ぎなどで誤解が生じてしまい、人間関係のトラブルが発生すると、落ち込んで、人に会うのが怖くなることすらありえます。東洋医学でも古くより「いきなりの怒りは陰気を損なう」「あまり喜び過ぎると陽気を損なう」と言われています（『黄帝内経』陰陽応象大論）。

日々穏やかに過ごすために、**感情の沈静には、白い食材をとりましょう。「清熱」といって、体の内側の熱を冷ます効果があり、**中国では白菊の「菊花茶」をよく飲みます。

白い食材は頭部・顔面の熱症状の沈静にも役立つ

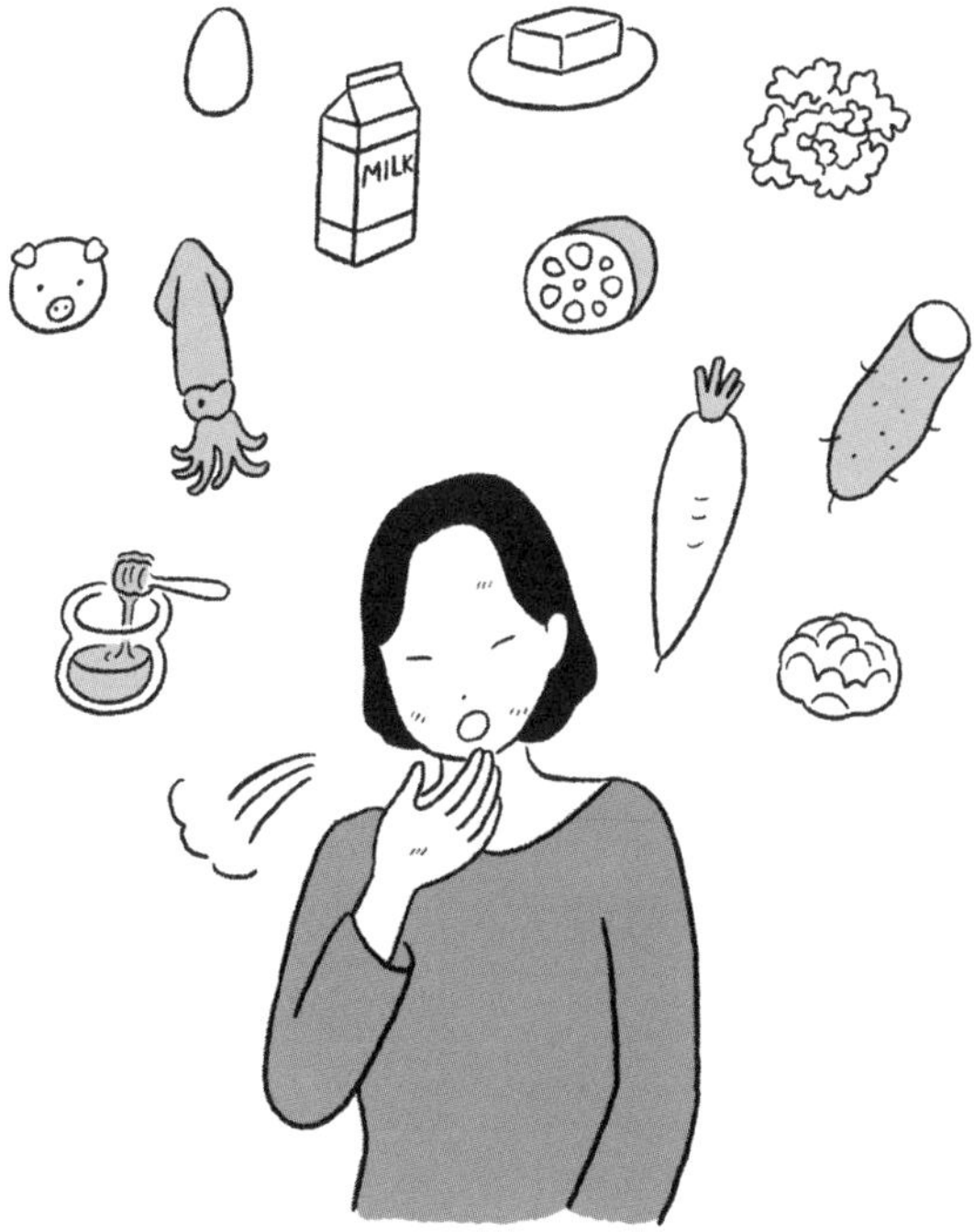

白い食材とは、大根、れんこん、山芋、百合根、白きくらげ、卵、牛乳、豆腐、豆乳、豚肉、イカ、はちみつなど。感情による「熱」でも、更年期の頭部や顔面といった体の熱症状がひどくなることもあります。熱で体が乾燥する程になると、痰がからむ、喉のイガイガ、咳、皮膚炎などにもなりやすくなります。日頃から白い食材を食べることは、その予防にもなるのです。

食事

赤い果実で女性ホルモンを整える

東洋哲学で「赤」は太陽をイメージさせ、陽のパワー・元気の源カラーです。りんごやいちご、トマトやざくろといった「赤」の食品を目にすると、副交感神経がアップして食欲が増し、それらを食べることで女性ホルモンもアップします。

ほとんどの哺乳類は赤色を識別できないのに対し、鳥と昆虫は識別できると言います。鳥と昆虫は植物と共存関係にあり、特に鳥は熟した美味しい実を食べるのと引き換えに、糞によって種を遠くに運んであげます。植物は、緑色から赤に果実の色を変えることで、「食べ頃だよ」とサインを出しているのです。

人間の祖先である猿は、ある時、赤を識別することに成功し、今も人間は美味しい果物を食べて生活しています。しかしその代償として、大抵の哺乳類がしている「体内でのビタミンC生成」ができなくなりました。そのため食べ物から日々、ビタミンCをとる必要があります。ビタミンCをとらないと、お肌など美容に悪いだけではなく、疲労感や筋力低下、さらには怒りやすくなってしまいます。

果物の食物繊維は水溶性で、ネバネバと水に溶けてお腹を優しく刺激し、便通にも役立ちます。ただし、果物を食べてもお通じがこない場合は、ごぼうなどの野菜や穀類に含まれる不溶性の食物繊維と一緒のタイミングでとりましょう。不溶性の食物繊維はシャキシャキしていて咀嚼回数が増え、腸内で水を吸収しながらカサ増しして、排便を促します。野菜と果物の繊維が相互に連動して、便秘解消に一役買います。

甘い果実はカロリーが高く思われがちですが、果糖は砂糖に比べると1・5倍以上甘さを感じるとされ、甘いのに実はヘルシー。上手に使いましょう。保存がきいて消化を助けるフルーツ酢にすると、生の果物よりも消化吸収が良くなります。ミッド更年期には特におすすめです。

赤い果物の栄養と期待できる効果

果物	主な栄養
ざくろ	タンパク質、ブドウ糖、果糖、ミネラル類、ナトリウム、ポリフェノール、食物繊維が豊富。収穫時期は冬。
りんご	カリウム、ビタミンC、ポリフェノール、食物繊維が豊富。脾胃を整える。口の渇き、二日酔いにも効果的。
クコ	ビタミンCをはじめ、B_1、B_2、アミノ酸などが豊富。
さんざし	スーパーフードと呼ばれる。整腸作用が強く、漢方薬としても使われる。ビタミンC、ビタミンB_2、カルシウム、鉄、カテキン、カロテン、マグネシウム、ミネラル、クエン酸が豊富。ドライフルーツでケーキやパンに。
いちご	ビタミンCと食物繊維が豊富。
バラ	ローズティーとして飲むものが一般的。ざくろと一緒にフルーツ酢にするのもおすすめ。肝・脾を活性させ、体を温め血の巡りを良くし、心を癒し、安眠をもたらす。
トマト	リコピンが豊富。野菜と分類されるが、実は果実。もっとも赤らしい果実とも言われ、現代ではどの季節でも手に入るほど日本人に愛されている。

食事

一物全体食で陰陽パワーを整える

東洋医学の基本に「一物全体食《いちぶつぜんたいしょく》」という考え方があります。**食材を丸ごと使って食べる「食養」のこと。本来、食材の持つ陰陽のパワーを余すところなくいただくことで、体も心もバランスのとれた「中庸《ちゅうよう》」の状態に近づき、安定します。**この食習慣はパワーダウンしてきたミッド更年期の体を支えてくれます。

日常的には、大型のマグロより小さな魚であるサンマやイワシ、さらに小さいシラスなどの小魚を食べるのがおすすめです。野菜は皮や葉、根っこなども食べられるものが多く、一物全体食に取り入れやすい食材です。たとえば、大根。葉は炒めて食べられますし、皮はつけたまま火を通して味噌汁の具にしても良いですね。長ねぎも使いやすい食材。白い一般的な可食部分の他、青い部分は、三枚肉など塊肉と煮ると、臭み取りとして使えますし、根の部分はスープなどの出汁として使えます。日々の食事で「丸ごと食べる」を増やしていきましょう。

食事

出汁は更年期を乗り切るための魔法の水

出汁《だし》は、日本人が誇る健康食の一つ。ほとんど味つけをしなくても美味しくいただけるのが出汁の魅力。その旨味から、薄味でも料理に深味が出ます。定番の味噌汁も良いですが、出汁茶漬けは胃腸が弱った時や、めまいや頭痛で食欲が出ない時にもおすすめです。

出汁の材料として定番の昆布。東洋医学では、**昆布などの黒い食べ物は、生命力を補い、腎と、腎が関係する「骨・脳・婦人科・耳・髪・二陰」の働きを良くしてくれます。ミッド更年期ではマストで必要な食材です。**「二陰」とは、前陰《ぜんいん》と後陰《こういん》のことで、前陰は「尿道と生殖器」を、後陰は「肛門」を指します。排尿や生殖が正常に機能し、腎陽（26ページ参照）の体を温める力も、排便のコントロールに関係します。つまり、排尿・排便・生殖が上手くいかない時は、「腎」の力を補う必要があり、昆布が役に立ちます。

嬉しい栄養と効果がたくさん！
定番の二大食材「昆布」と「鰹・あご」

昆布	食物繊維が豊富	小腸・大腸・すい臓の働きを助け、タンパク質を分解する酵素や、糖質を分解する酵素の働きが活発に。継続的に食べることで、消化力アップが期待できます。
	旨味のグルタミン酸が豊富で味がしっかりして深みがある	塩分を低くコントロールでき、更年期には血圧安定という大きなメリットにつながります。
	ビタミンB_1、B_2、アルギニン酸が豊富	頭の回転が良くなり、元気の回復を助けます。
	ヨードが豊富	甲状腺や喉に良く、丈夫な体作りに役立ちます。
	東洋医学では、昆布のような黒い食べ物は生命力を補う力があると考えます。	
鰹・あご 青魚である鰹やトビウオを乾燥、カビ付けなどをして製造、熟成させています。	必須アミノ酸が豊富で脂質が少ない良質なタンパク質	血肉をはじめ、皮膚や臓器など、ありとあらゆる体作りの基礎となります。
	旨味のイノシン酸が豊富で香り高い	トビウオはグルタミン酸も豊富なため、コクが出ます。うどんやラーメンなど汁たっぷりで塩分が気になる料理に使うと減塩につながります。
	東洋医学では、青魚は「肝」を補うと考えます。甘味のある魚は「脾」を補い、さらに小骨を含め骨を食べれば「腎」を補います。	

食事

豆入り寝かせ玄米でデトックス

ミッド更年期に健康美を実現するには、日本古来の玄米食がおすすめです。玄米のようにかたいものを食べると体は引き締まり、お粥など、柔らかいものを食べると体がゆるみます。**食物繊維やマグネシウムが豊富なため、血糖値の上昇を抑えて便通を促進し、体から余分な水を出して、引き締まった体にしてくれます。また、更年期世代のやる気を喚起するビタミンB群が豊富で、食べると体は効率良く動き、美肌効果も期待できます。**

玄米はパサパサの食感と食べにくさで苦手という方もいるかもしれません。そんな方は「豆入り寝かせ玄米」を試してみてください。玄米に小豆と塩を入れて「玄米モード」で炊きます。そのまま2〜4日間保温するだけで酵素の働きが活性化して、もちもち食感の寝かせ玄米ができ上がります。一年を通しておすすめですが、新米の季節は特に美味しいです。

小豆や黒豆、緑豆など

さまざまな豆と一緒に寝かせ玄米に

デトックス効果の高い小豆は二日酔い、むくみ防止に効果があります。また、心を穏やかにして女性特有の器官の働きを良くします。黒豆は「腎」を補います。生命力をアップさせ、二陰を整えます。緑豆は「肝」の働きを良くし、血中脂肪、コレステロールを下げてくれます。

豆入り寝かせ玄米の作り方

●材料

玄米……………………1合
小豆…………………大さじ1
※小豆の代わりに、古代小豆や緑豆、黒豆などでも可

天然塩…………………1g
※7〜8月は古米（新米の収穫の前）なので、塩のかわりに、梅干しを入れて炊くと、クエン酸の力で傷みにくくなる

1 玄米と小豆（または他の豆）を「美味しくなぁれ」と優しく3分間研ぐ。この時、全ての米粒に、水が行き渡ることをイメージし、ゴミを取り除くようにする。

2 水を切って2回目の水を入れ、拝み洗いをする。

3 ざるに上げ、炊飯器にお米と小豆を移し、玄米の規定の水量を入れて、塩を入れる。そのまま一晩寝かせる。8時間以上は吸水させること。

4 玄米モードで炊飯する。炊き上がったら、しゃもじで天地を逆さまにするように底から大きくすくい上げてほぐす。

5 毎日一度、天地を逆さますするように、底からすくい上げてほぐす。2〜4日で食べごろになる。

※炊いてから4日目までに食べ切ること。5日目以降は、冷凍保存を。保存期間は、白米のごはんと同じく、1ケ月程度です。

男性は往々にして、体が「陽」に寄っていることもあり、玄米嫌いの白米好きが多いようです。ご家族は白米を食べ、ご自身だけ寝かせ玄米を食べるという場面も多いかもしれません。ご家族と気持ち良く共存することも大切です。

自然

東西南北から自分に足りない力を取り入れる

気学や風水など、方位を利用した東洋哲学を耳にしたことはありませんか。一年に「春夏秋冬」があるように、方位には「東西南北」があり、それぞれの特性があります。これをミッド更年期の対策に活用していきましょう。

たとえば、寒い・暗いなどのイメージを持たれやすい**「北」は、実は最も陰陽の揺らぎ（太陽の影響）が少なく、落ち着いた気持ちになれる方位**です。「北」は体制の安定にもつながるとされ、古来最も格上の者が使う方位。正妻を「北の方」と呼び、館の北側を与えたのはそれが理由です。家や部屋の北側で勉強や事務作業などコツコツとした作業をすると効果が出やすくなります。

「西」は真面目でストレスを溜めやすい人がのんびり過ごすのに最適な方位。ミッド更年期は、いわば人生のサンセット。太陽の沈む西は、50代にはぴったりの方位です。

更年期症状をやわらげる「東西南北」方位の特性

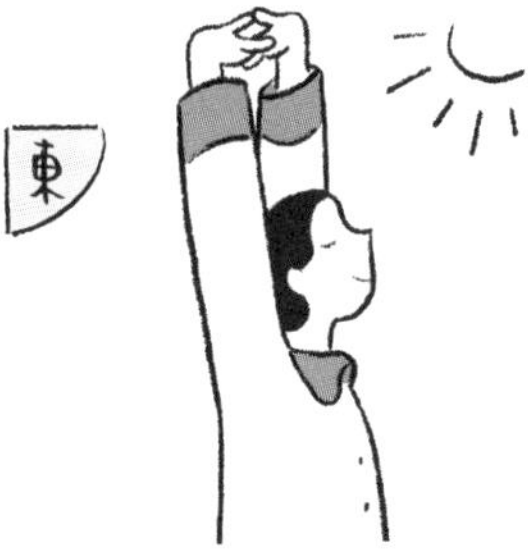

睡眠障害を持つ人は、朝、「東」を向いて太陽のエネルギーをしっかり取り入れます。柔らかな朝の東のパワーは、朝日のパワーであり、物事の開始を促し、心身を正常なリズムにもっていく力があります。

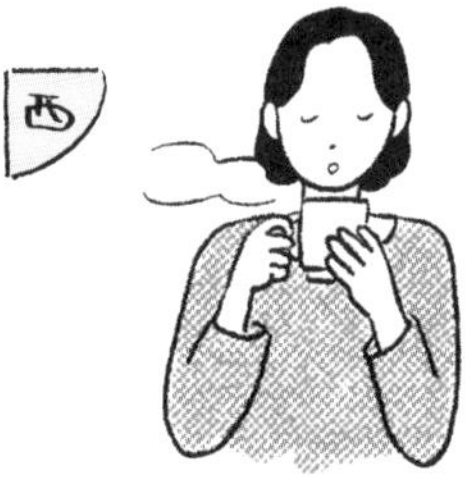

ストレスを感じた時は「西」でのんびり過ごしましょう。しかし、飲酒癖がある人には居心地が良過ぎて暴走する危険も。飲酒で体調を崩していると思ったら、西の反対の「東」のパワーを使いましょう。

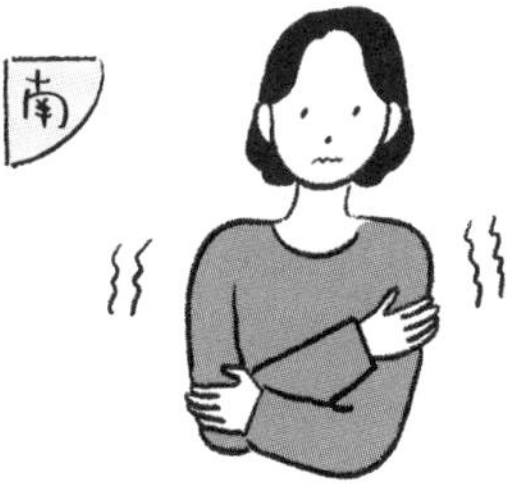

寒がりさんは涼しさを感じる秋分過ぎの秋から冬は断然「南」を使い、暖かい日光を多く浴びましょう。夏の暑い時は「北」を使ってください。ミッド更年期さんに夏の「南」は陽の気が強過ぎて、体がついていきません。

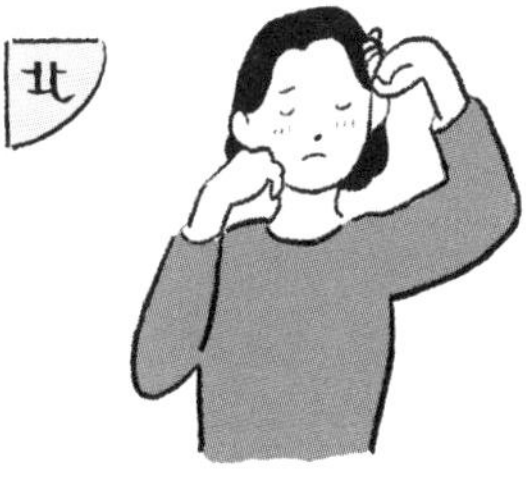

体の上のほうに「火」の症状＝ホットフラッシュのある人、「あきらかに更年期さん（21ページ参照）」は「北」のパワーをもらいましょう。自律神経が安定しやすくなり、女性ホルモンアップにも効果があります。

自然

太陽のパワーを吸収して生命エネルギーを補う

東洋医学では、**自然のパワーを取り込んだり、上手く活用したりすることで自分に足りないエネルギーを補い、体と心を元気にする**という考え方があります。

ミッド更年期では心身の不調から、外出する元気が出ず家に引きこもりがちになり、太陽のパワーが不足してしまいます。外へ出て太陽を浴び、不足したパワーを補いましょう。まずは10分、体と時間に余裕があれば1時間くらい散歩してみてください。太陽を浴びると、体内でビタミンDが生成されます。ビタミンDは人が体内で作り出すことができる唯一のビタミン。これによって骨が強化され、丈夫な体を作ることができます。

太陽を浴びる時、髪は結ばずに自然のままにするのがポイント。その方が「気」と「血」が通って、生命エネルギーが体中を巡りやすくなります。そのままの自分で太陽エネルギーを受け止め、吸収しましょう。

自然

温泉で自然のパワーを取り込む

大地のパワーが湧いて出ている温泉。「湯治」という言葉もあるように、日本人にはなじみの健康法です。せっかくなら泉質を選び、更年期の症状、皮膚疾患、生理痛や冷え性に効く温泉などを選んでみてはいかがでしょう。**自然湧出といって、人工的に掘って汲み上げているのではなく、自然に湧いているところは温泉の効能が高いとされています。**

また露天風呂は、花を見ながら、新緑の香りを吸い込みながら、紅葉を見ながらと目にも楽しく、自然のパワーを吸収できます。冬も景観を楽しみ雪見風呂といきたいところですが、厳寒期については、ミッド更年期世代は屋内の温泉でぬくぬくと過ごすのがおすすめ。温まったら外気浴をしましょう。椅子などに腰かけ、のんびりとそこにいるだけでパワーチャージできます。

飲用の温泉や湧き水を飲んだり、自宅に持ち帰って霧吹きし深呼吸しましょう。更に掃除に使うと運気アップにもつながります。

自然

気象と体は連動している

ミッド更年期には「気象病」や「天気痛」がよりつらくなります。特に近年発生している「爆弾低気圧」の更年期症状への影響は深刻です（53ページ参照）。地球が荒れると、人体も暴れやすくなります。気象病の原因は、気圧差・気温差・湿度です。**東洋医学では、季節の変わり目や雨や湿気が多い時は、脾胃が不調になるため、女性ホルモンが乱れやすくなると考えます。**特に、敏感な人は湿度や気圧に大きな変動がなくても、台風や低気圧がくる予兆を感じることがあります。気圧や気温、湿度がデータ上は問題がなさそうに見えても、天気が崩れる予兆を敏感に察知し、台風と台風の間《はざま》の晴天の日でも不調に陥ってしまうこともあります。

さらに、爆弾低気圧と高気圧がせめぎ合ったり、移行したりすると気圧差から「風」が生まれます。**東洋医学では、特に、熱のある風は、顔面に「風邪《ふうじゃ》」の影響が出やすいと考えます。**体の熱は上昇性の風邪の影響（55ページ参照）により、**風が吹くと下半身は冷えて、頭部顔面に熱が上がり、体の上部の症状（頭痛・眼痛・顔面神経麻痺・顔面神経痙攣・めまいなど）の症状が出やすくなります。**腎のエネルギーが安定していれば、これらの症状が出ないうちに沈静されますが、ミッド更年期には抑えきれず、気象の影響を強く受けやすくなります。

さらに、季節の変わり目で不調になる人は「寒暖差疲労」に弱い可能性もあります。暖かいと副交感神経はアップしやすくなり、反対に、寒いと交感神経がアップしやすくなります。気温によって、自律神経は体温維持のためにがんばります。つまり、気温差が大きいと、自律神経が疲れてしまうのです。特に、寒いと交感神経が過多になり、不眠傾向が強くなったり、更年期の症状がきつくなったりします。気温差対策には「温活」がおすすめです（132ページ参照）。

気象の心身への影響を記録し、自分の傾向を知る

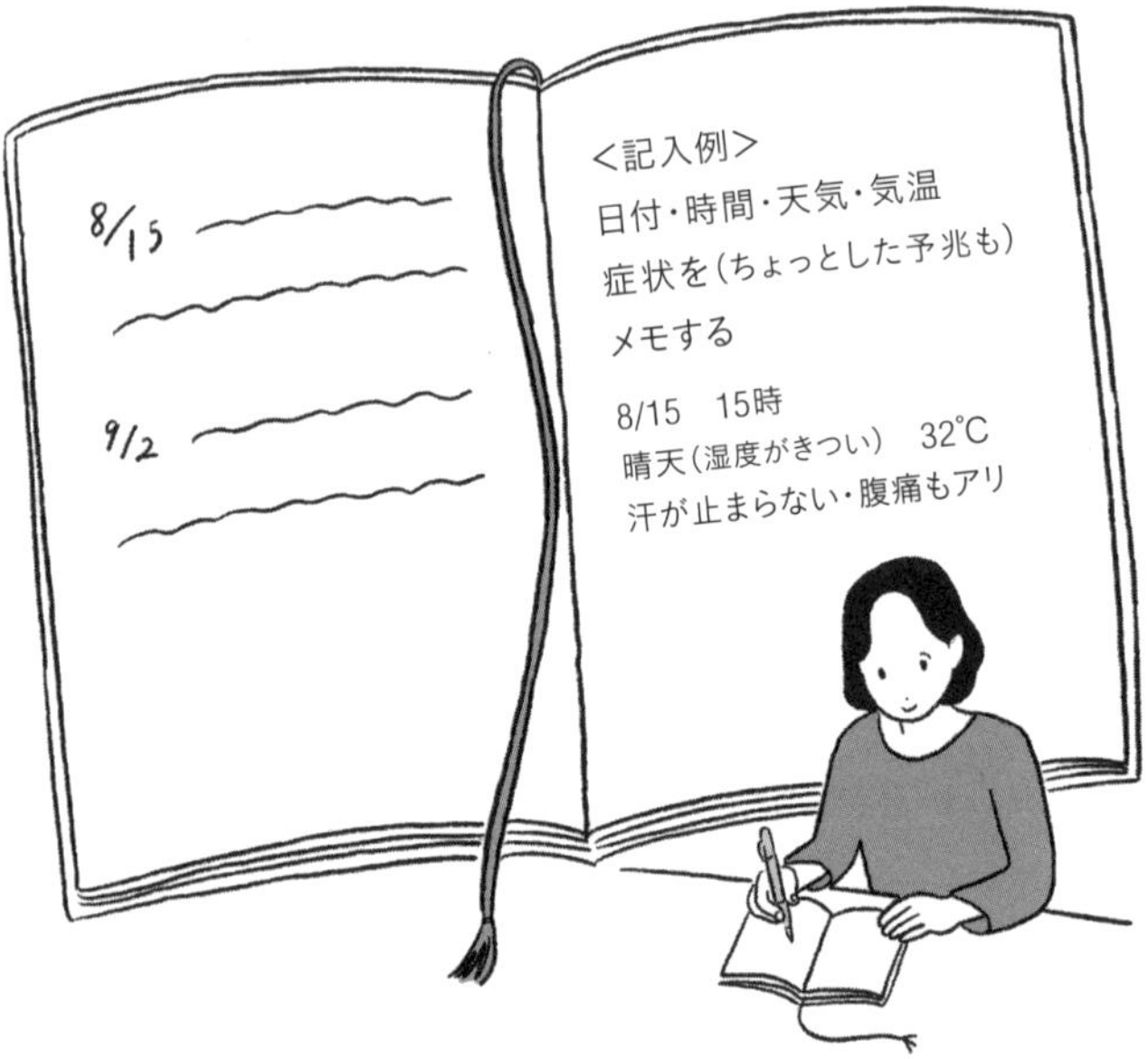
8/15
9/2
<記入例>
日付・時間・天気・気温
症状を(ちょっとした予兆も)
メモする
8/15　15時
晴天(湿度がきつい)　32℃
汗が止まらない・腹痛もアリ

ミッド更年期は自身の気象病とつき合うために、自然と向き合う覚悟が必要でしょう。まずは自分が「気圧差」「気温差」「湿度」の何に反応しているのか把握すること。それが分かれば対策を考えられます。日付・時間・天気・気温(加えて気圧変化や湿度)をメモし、つらかった症状を記録しておきます。ノートに書き起こしてもスマホやアプリなどを利用しても良いでしょう。記録が溜まってくると自己分析ができ、自分の傾向が分かるだけでも、少し気持ちが楽になりますし、スケジュールを調整するなど対応策を講じることもできます。

自然

海のエネルギーを得て、自分を浄化する

自然のパワーを吸収する効果は、年齢を経るごとに強く感じられるようになります。海の特徴は、生物の密度が陸上より高いこと。海の世界をのぞくと、多くの種類と数の生物が存在することに驚きます。さらに月の影響から、波や潮の動きがあり、地球自体が生き物で、自分がその一部だと感じられます。この大きな生命エネルギーを吸収して元気になりましょう。**冷えに敏感なミッド更年期さんの海遊びは、7月と9～10月の風の少ない日に。**水温は気温から2ヶ月遅れで変化するので6月はまだ低め。7月まで待ちましょう。8月はクラゲや赤潮が発生しやすいので避け、また9～10月に出かけましょう。

海を眺めながら波の音を聞いて、砂浜を歩くのも良いですね。穏やかな気候なら、裸足で歩くのもおすすめです。**足の指で地面を掴むことで、全身の経絡《けいらく》****（30ページ参照）****の活性に繋がります。足腰に適度な負荷となり、筋力アップにもなります。**

生活

体の中から外から、温活のすすめ

体の筋肉が少ないと、体温が低くなり基礎代謝が下がってしまいます。女性は総じて筋肉量が少ないため「冷え」に悩まされます。閉経によるホルモンバランスの変化で筋肉量が落ち、筋力も低下するミッド更年期は、これまでよりもそのつらさが際立ちます。次の三つのうち一つでも当てはまる人は、すぐに温活を始めましょう。温活こそ、ミッド更年期対策の基本です。

①冷え性の自覚があり、かつ気象病の影響を自覚している

②更年期の症状があり、かつ下肢《あし》・お腹・腰のどこかに手で触って冷たいところがある

③頭部につらい症状（めまい・耳鳴り・頭痛、首肩凝り）があり、その部分が冷たい

体を外から温めることも良いのですが、体の中から改善していくことも忘れずに。筋肉が落ちてきているのが大きな原因ですから、筋力を維持することを意識しましょう。といっても、い

きなりハードな運動を始めたりジムに通ったりする必要はありません。ニート（非運動性活動熱産生）を高めるようにするのです。ニートとは運動以外の日常的な動き（姿勢を維持したり家事をしたり）で消費するエネルギーを意味します。この**ニートを高める＝エネルギー消費を増やすことで代謝を上げ、体の熱を保てるようになります。**歌いながら家事をしたり、テレビを立ったまま観たり、階段を上り下りしたり。日頃から少し意識して体を動かすようにしましょう。

ミッド更年期の厄介なところは、「冷え」があるのにほてりやのぼせなど「熱」の症状もあるところ。**東洋医学では、物事が頂点に達すると反転して、反対の性質になるとされており、これを陰陽転化といいます。この陰陽の性質（熱さが極まれば涼しくなる）を利用して、更年期の熱を抑えつつ、快適に過ごしましょう。**

できることから始めよう
ミッド更年期の温活の仕方

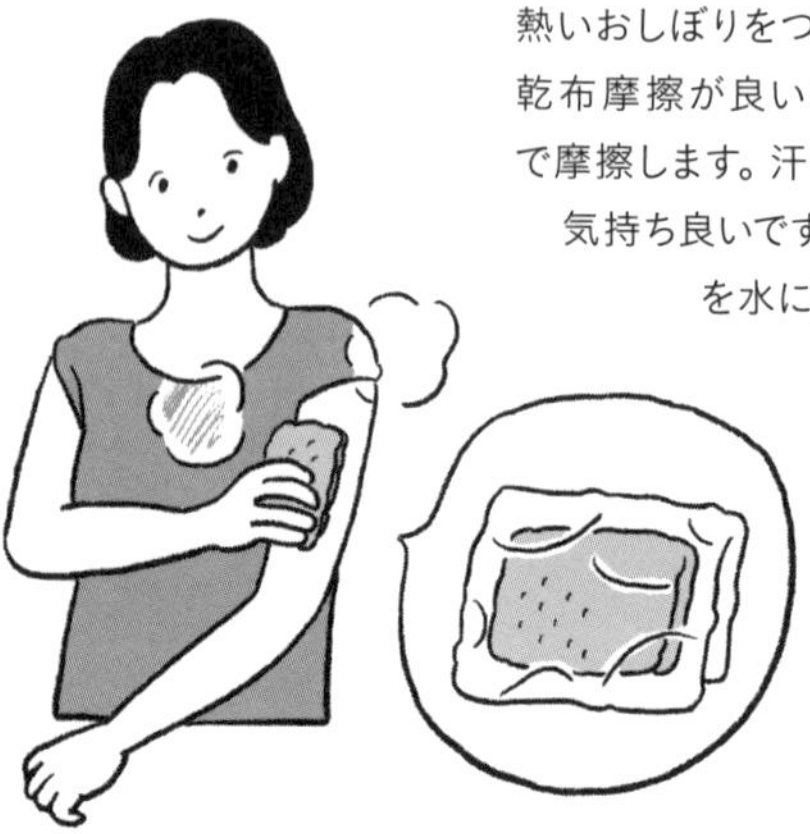

熱いおしぼりをつくり、体をこすります。秋冬は乾布摩擦が良いのですが、夏は熱いおしぼりで摩擦します。汗もすっかり拭き取ることができ、気持ち良いですよ。おしぼりやフェイスタオルを水に濡らしてしぼり、適当な大きさにたたんで薄手の透明なビニール袋に入れます。レンジで温め（1枚なら2分ほど）、熱ければ少し冷ましてから使います（やけどに注意）。

頭部に症状がある、むくみが気になる人は、湯船に入ります。体が温まっても、頭や顔や耳、首に冷えを感じるようであれば、45℃程度のお湯に浸したタオルをかぶって。シャワーを浴びると、皮膚が熱さを感じて体を冷やそうとしますが、体の深部は温まらず、結果、体は冷えることになります。シャワーだけにするのは7月など夏の盛りの時のみに。

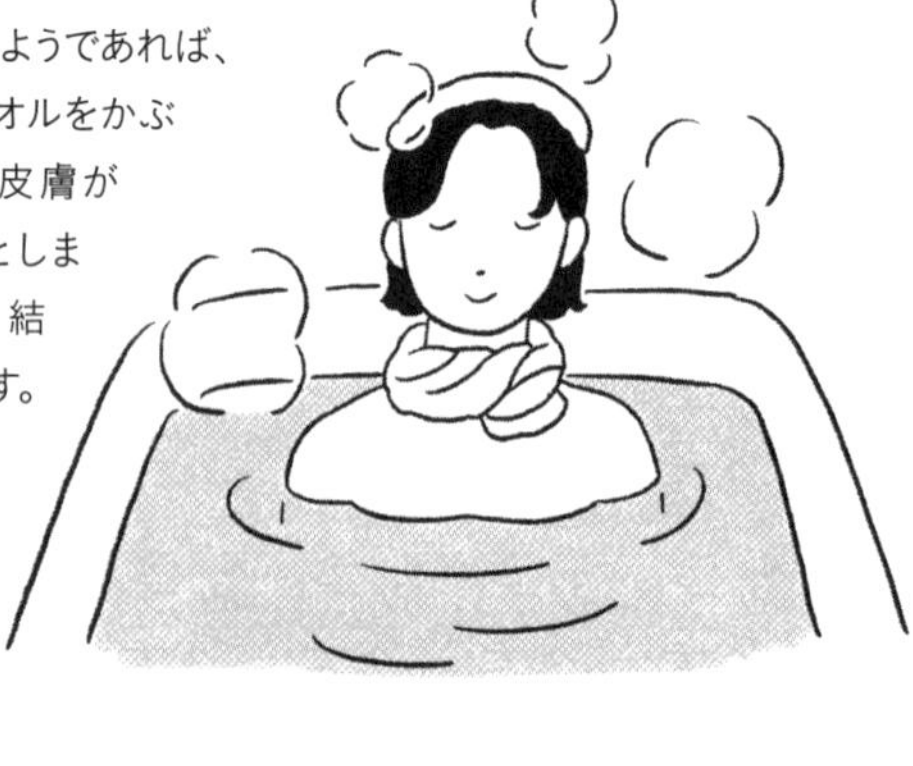

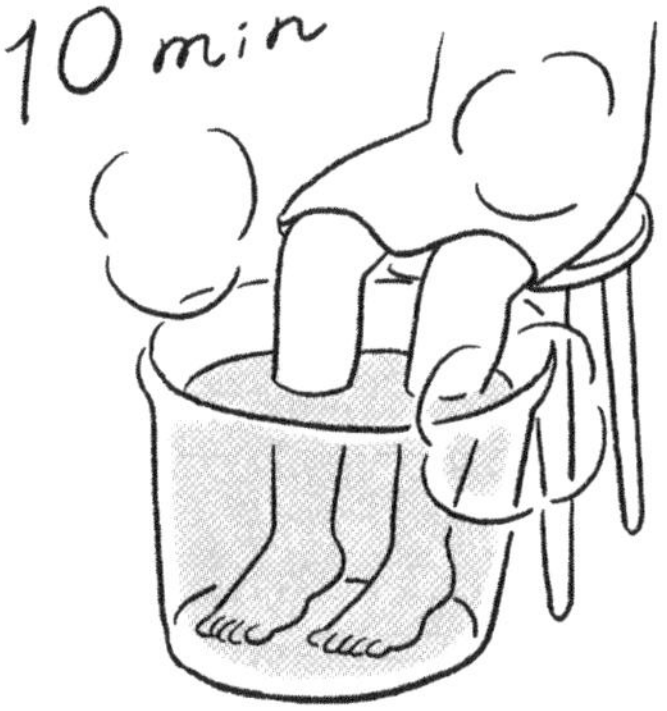

よく眠れないという人には足湯がおすすめです。足を温めることで全身の血行が良くなり、老廃物が排出されます。体がスッキリとして安眠が促され、更年期症状の改善にも役立ちます。睡眠の2時間ほど前に、10分程度を目安に試してみてください。

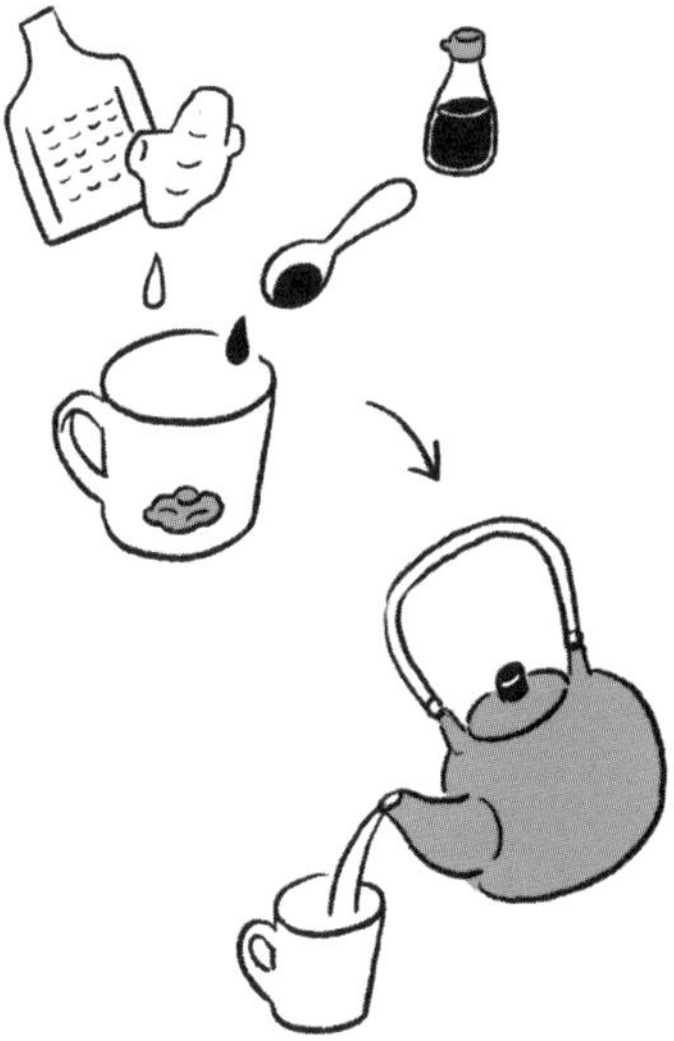

温活をしたあとの水分補給には、冷たい水ではなく温かいお茶を飲みます。血管が伸びやかになり、お茶の苦味によって心身の熱も鎮静されます。特に冷えがひどい人は、日本古来の健康茶・温かい梅醤番茶《うめしょうばんちゃ》で体を温めましょう。種を取ってつぶした梅干し、醤油、しょうがのおろし汁を器に入れます。ヤカンや鍋で沸騰させたお湯にひとつまみの番茶を入れ5分ほど煮出し、器に注ぎます。睡眠に問題がある人は、白湯を飲みましょう。

生活

老眼・眼精疲労、頭痛につまみケア

老眼や乱視など、視力の変化が著しいミッド更年期。目を酷使したり、視力の補正（メガネやコンタクト）が不適切になったりすると、目の周りだけでなく顔全体や頭もゴチゴチに硬くなります。眉間にシワが寄っている場合は、普段から見えづらい状況が続いていて、しかめ面でいる時間が長いことを示しています。目の周りは間違いなくゴチゴチのはず。瞳孔の調整は自律神経が行っています。目の周りの筋肉がほぐれると、明暗調整もスムーズになり、自律神経も整いやすくなります。

目の疲れをとるのに効果的なツボは太陽穴と睛明穴《せいめいけつ》（次ページ参照）です。まず太陽穴を指でつまんでみて、疲労度をチェック。難なくつまめれば良い状態、硬くなっていてつまみにくい場合はかなり疲れが溜まっています。その際は、この太陽穴やその付近を、少しずつでよいのでつまんで、ほぐしてあげましょう。

目の周りの筋肉をほぐす
つまみケア

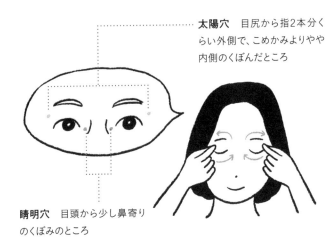

まずは自分の目の周りがどのくらいこっているのか、つまみチェックをしてみましょう。こめかみの近くにある太陽穴というツボのあたりを指でつまんでみてください。楽につまめれば、疲労は溜まっておらず良い状態です。
目の周りの筋肉が硬くなっている人は、なかなかつまめません。目だけではなく全身に疲れが出てくる「眼精疲労」です。頑張れば少しつまめる、という人も安心は禁物です。すでにかなりの疲労は溜まっていて、このままケアしなければ眼精疲労につながります。
つまみチェックで要注意の人は、つまみケアをして、ほぐしていきましょう。太陽穴をつまむところからスタート。目の周りを「優しく軽くつまんでは離す」を繰り返し、目頭の睛明穴というツボに向かって進んでいきます。ほぐそうとして強引につまむと肌をいためるので注意。最後、睛明穴はつままずにそっと薬指の腹で優しく押さえます。睛明穴は力が強いので、強い刺激を与えないよう、つままずに優しく触りましょう。

生活

耳鳴り・めまい対策は冷え予防+ツボ押しで

耳鳴りやめまいは、頭部に熱がこもりながらも足が冷えるなど全身の循環が悪くなった時や、寒さや風によって首や耳など頭部が冷え切った時におこりやすくなります。そのため、首・手首・足首を冷やさないことが大切。冷えを感じた時はホットタオルで温めましょう。特に首を温めるのが効果的でおすすめ。

また、**ストレスなどの内的要因によって体の「気」の流れが滞りパワー不足になることで、これらの症状が出やすくなります。**「おや？」という程度の初期の耳鳴りやめまいなら、**「太陽穴」「神庭穴《しんていけつ》」（次ページ参照）を押して、じーっとしていれば、徐々におさまってきます。**予防は早め、早め。症状がなくても違和感があったり、ご家族で更年期症状や耳鳴り・めまいに悩まされた方がいたりしたら、予防として行うのも良いでしょう。ポイントは、二つのツボ（左右合わせ3ケ所）をできるだけ同時に、自重をかけて刺激することです。

耳鳴り・めまいに効くツボ「太陽穴」「神庭穴」の押し方

神庭穴　顔の左右の真ん中で、髪の生え際より1cmくらい上のところ

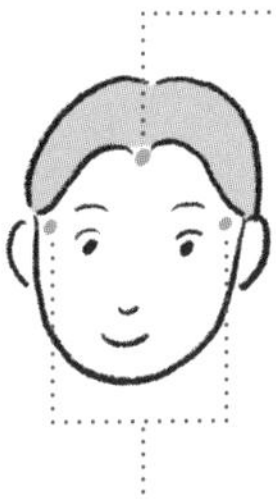

太陽穴　目尻から指2本分くらい外側で、こめかみよりやや内側のくぼんだところ

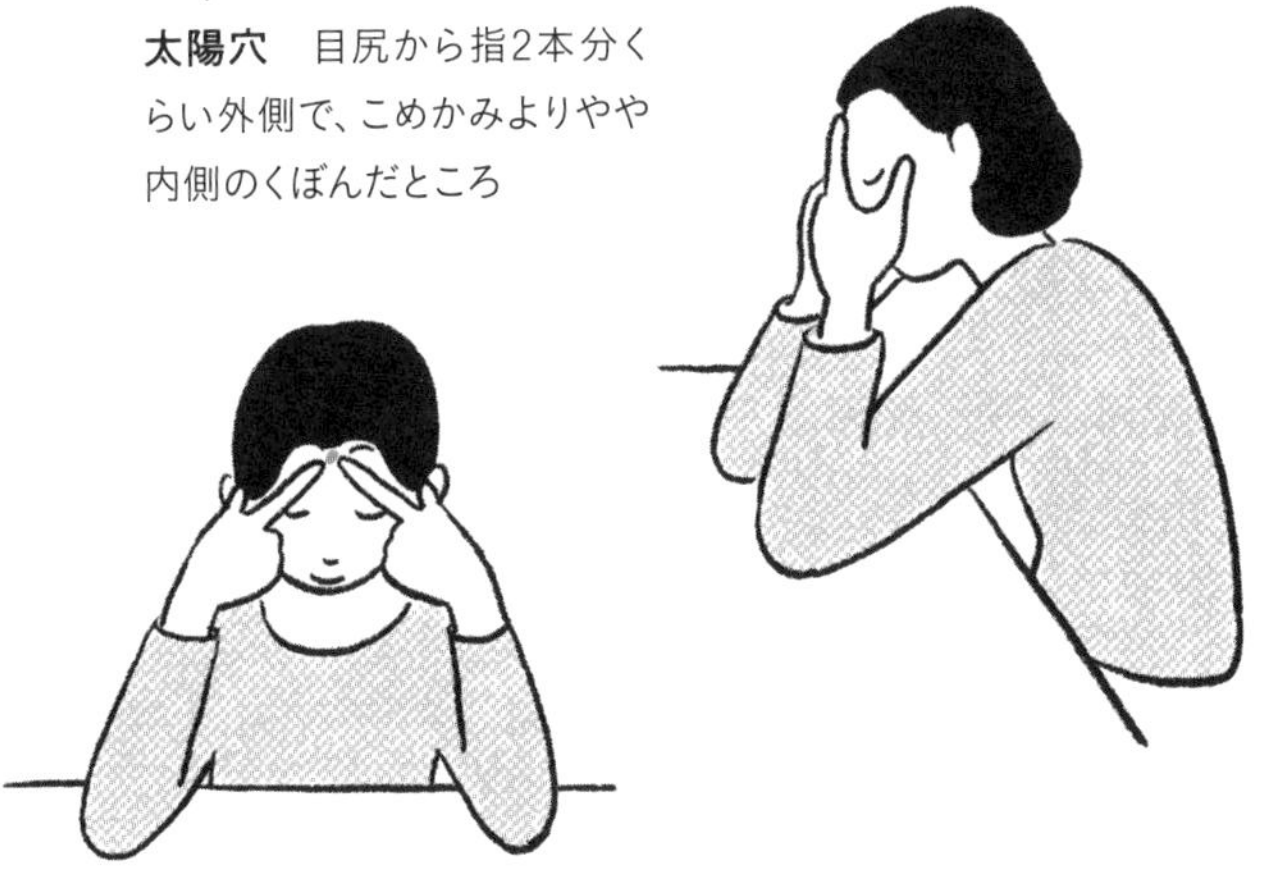

椅子に座り、テーブルに肘をつきます。「太陽穴」を両方の親指で、「神庭穴」を人差し指で押さえ、自らの体重をのせて、3ケ所のツボ（左右の太陽穴と神庭穴）を刺激していきます。手指の力で押すのではなく、自重をしっかりのせるイメージ。自重での刺激はじんわり深く浸透していき、効果を上げることができます。

生活

骨盤底筋を鍛えて、尿漏れ予防

尿漏れ・尿失禁はミッド更年期以降の女性を悩ませる症状。軽いくしゃみや咳、重いものを持ち上げるために力を入れたり、ジャンプしたり走ったりした時など、お腹に力を入れる瞬間に、尿が漏れてしまいます。

これは**骨盤底筋群（子宮・膣・膀胱・尿道・直腸などの臓器を支える筋肉）と太ももの内転筋群が弱っているため**。女性ホルモンの減少や加齢によって最も顕著に衰えるのが、この骨盤底筋群と内転筋群なのです。

年齢を重ねると、脚の筋肉量が減り、しなやかさが落ちてきてしまいます。脚が細くなってくるのは老化の証拠ですが、とはいえ、ミッド更年期さんなら、まだまだしっかりと筋肉があるはず。今のうちにこの部分を鍛えて、尿漏れの不快さとつき合わなくてもいいようにしたいものです。もしも、すでにわずかでも尿漏れの経験があるなら、早速トレーニング開始です。

トイレに行った時に、2～3回に分けて排尿を行ってみましょう。排尿が始まったらすぐに、尿道括約筋を含む骨盤底筋と内転筋群にグッと力を入れて（尿道、膣、肛門に力を入れて締めるイメージです）、一度止めます。再び排尿し、もう一度止めます。最後に残りを出し切りましょう。

尿を止めた時の排尿の「キレ」がスパッと止まれば、筋力は十分といえます。逆に、尿を止めてもチョロチョロと止まりきれないと、筋力が低下した状態です。

筋力が低下していると感じたら、この骨盤底筋を収縮させるトレーニングをトイレ以外でも毎日行ってください。ゆっくり力を入れて締め、そのまま静止し、またゆっくりと緩める、これを2～3回繰り返します。継続することで、衰えてきた骨盤底筋を鍛えることができます。ミッド更年期のうちに鍛えておくことで、ポスト更年期を乗り切る手助けとなるでしょう。

生活

衛気を養い、一年中良い睡眠を得る

東洋医学では、**皮膚や粘膜を強くして免疫力を整え、外の刺激から体を守（衛）るエネルギーを衛《え》気《き》と言います。**この衛気を養うには、食事と睡眠をしっかりとることが大切です。

しかし、睡眠は「春は難しく秋は乏しくなる」とも言われていて、季節の影響を受けやすいもの。たとえば、春は日照時間が長いため交感神経が優位になりやすく、早く目が覚めます。夏には、しっかり運動することで良質な睡眠が得やすくなりますが、8月の立秋を越えた頃に厄介な時期を迎えます。日照時間が減り体は代謝を落としてきて、それに伴い気もダウンしやすいのに、まだ暑さが残っている。このタイミングで夏の疲れが出てしまうと、不眠につながります。ここで不眠になると、そのまま一年の睡眠の質を落とすことになりかねません。

そこで、この時期には、特に**よく噛んで食事をすることを意識しましょう。**よく噛むことで、血圧は下がり、筋肉も緩み、胃や腸といった消化器系である六腑の働きが活発になります。副交感神経が優位な状態になり、唾液がたくさん出るようになります。胃酸の分泌も良くなって食べ物の消化吸収がしっかりと行われます。しっかり**食事から栄養をとることによって衛気が養われ、ゆったりと呼吸が深くなって、ぐっすり眠れるという、食事と睡眠との良いループが生まれ、ますます衛気が充実します。**冬は、寒さによって体力が奪われますから、ふだんより長い時間眠りましょう。眠ることで元気になり、元気になると眠りの質も良くなります。寝つけない時は、捻りストレッチ（99ページ参照）をして呼吸を整えてみましょう。

上手く眠れない時があっても「夜に8時間、布団で横になる」ことができれば良しとします。横になっているだけでも体はある程度回復します。「寝なくちゃいけない」というプレッシャーを感じずに、体をリラックスさせましょう。

生活

呼吸を整え、肌トラブル改善

今までもち肌だったのに、肌が乾燥してカサカサ、近頃は部分的にゴワゴワになってきた……と感じたりしませんか。東洋医学では、皮膚は呼吸器である肺の経絡に属するものと考えます（31ページ参照）。人間もわずかながらに皮膚呼吸をしており、**呼吸とお肌には因果関係があるのです。**肺は心臓と協力して、体内の水を噴霧して体を潤わせる仕事をしています。

ストレスや長時間のマスク使用などで呼吸が乱れがちな人や元々呼吸器系が弱い人は、更年期の到来とともに、肌トラブルが増える傾向にあります。肺は腎とともに老化によって衰える二大臓腑。その老化が肌に顕著に出てしまうのです。

小鼻のすぐ外側にあるツボ「迎香穴《げいこうけつ》」を刺激して呼吸を助けましょう。呼吸が楽になると肺の気の通りがよくなり、血を体に留めておく気の力も強くなるため、女性ホルモンアップや美肌にも役立ちます。

迎香穴を刺激して呼吸を整え、美肌&女性ホルモンアップ

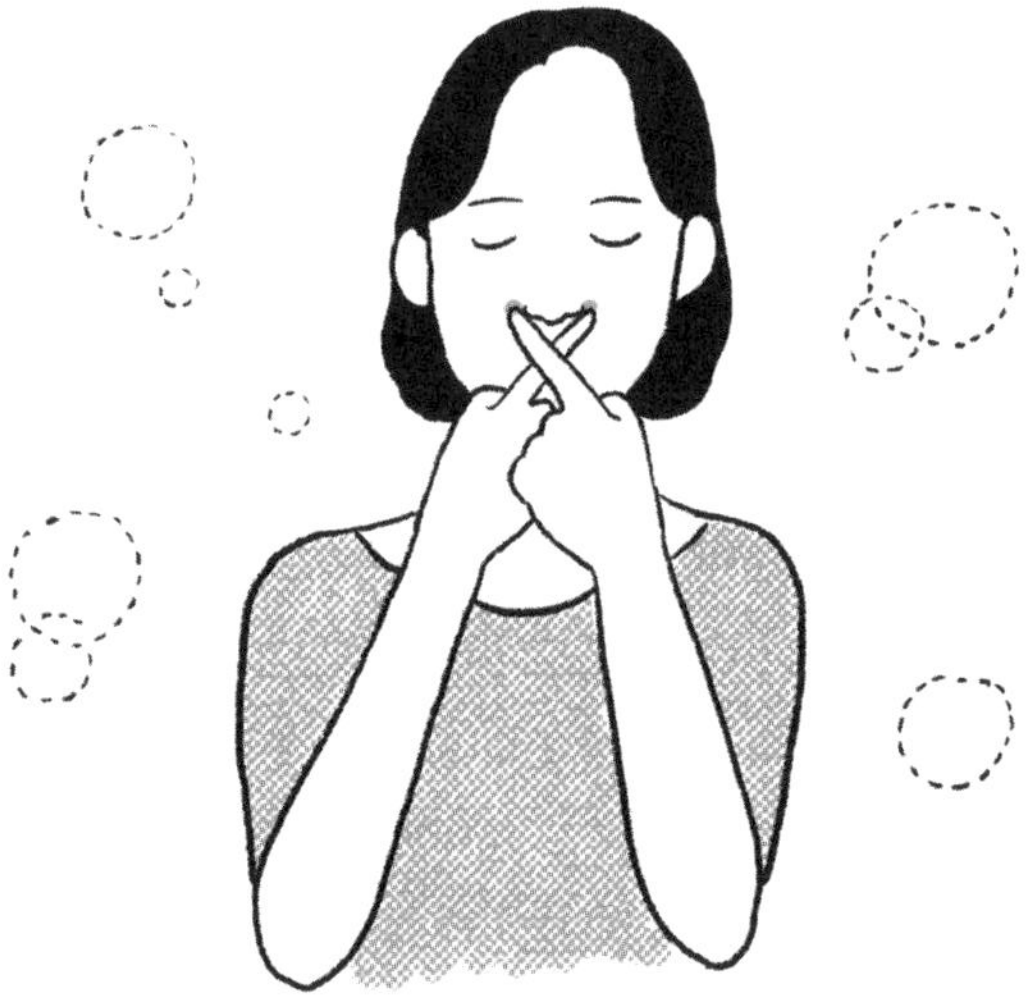

迎香穴は、香りを迎えると書くように、嗅覚を賦活します。小鼻の外縁の中心にあるツボで、刺激すると、鼻の通りが良くなり、呼吸も楽に。鼻呼吸ができるようになると、睡眠の質が格段にあがります。口呼吸では、口腔内が乾燥しやすく、喉が痛くなるなどのトラブルの元にもなります。
人差し指で押して強く感じたら、中指に替え、さらにもっと優しく押したい時は、薬指を使っても良いです。使う指によって、押す強さを調整できるので試してみましょう。ただし、鼻を摘まないこと。鼻頭の本体を押し過ぎると、鼻の穴が潰れて、息が吐けません。呼吸できないとしたら、迎香穴を押せていないので、気をつけましょう。セルフケアの際は、手を交差させて行うのがポイントです。香りをプラスすると、効果アップが期待できます。

生活

ミッド更年期のポッコリお腹は要注意

更年期になると、「お腹が出てきたな」と気になることもあります。年齢的に増えてくるぜい肉であれば、運動やストレッチ、食習慣などで改善していけるのですが、**全体的にはさほど太ってきていないのに、お腹だけがポッコリ出ていると感じたら、病気の可能性も考える**必要があります。

更年期で気をつけなくてはいけない病気の筆頭は卵巣がんと子宮筋腫。症状としては、生理痛がひどい、出血量が異常に多い、月経期間が長い・早いなど不規則である、貧血が強いなどがあります。これらの症状に加え、お腹が不自然なくらいポッコリと膨れてきたなと感じるなら、要注意です。そこまで大きく膨れていない場合でも、卵巣がんだと硬さがあります。子宮筋腫は大きくなると排尿困難・頻尿を併発することもあります。普段から自分の体の様子をしっかり見つめ、特にこのような女性系のトラブルを感じたら、早めに病院を受診しましょう。

更年期の症状と間違いやすい病気の例

更年期症状	疑われる病気
生理痛がひどい、出血量が異常に多い、月経期間が長い・早いなど非常に不規則、貧血が強い、ポッコリお腹	卵巣がん、子宮筋腫、子宮内膜症、冷え症
頻尿、排尿困難	子宮筋腫、膀胱炎、尿道疾患、冷え症
不正出血	子宮体がん、子宮頸がん、子宮内膜症、子宮筋腫
めまい	脳の病気、メニエール病、良性発作性頭位めまい症、高血圧症
ホットフラッシュ	薬の副作用
頭痛	高血圧、脳の病気
動悸	心臓の病気、甲状腺機能亢進症（バセドウ病など）、低血糖症
落ち込む、イライラする	鬱病
汗が止まらない、やせる	甲状腺機能亢進症、低血糖症
冷える、だるい・無気力、太る	甲状腺機能低下症、感染症、感染症後遺症

生活

男性の更年期について知り、自分を守ろう

自分が更年期になると、周りにも更年期の症状を持つ人がいる場合が多いものです。閉経を迎える女性の更年期は分かりやすいのですが、**男性の更年期は、本人に自覚がないまま感情に走りやすく**なり、何かとトラブルの元になりがち。**特徴としては、「易怒《えきど》」と言ってちょっとしたことで怒りやすくなります。**理性的な脳の働きが衰えて勘違いが多くなり、一度思い込むとそのまま突っ走ってしまうのです。この傾向は女性の更年期にもあてはまるのですが、場合によっては、ひどい言葉を浴びせられるなど、度々不愉快な出来事に巻き込まれてしまいます。こちら側も更年期であるため、相手の言葉や態度を殊更にマイナスに感じてしまい、自分を悲観的に捉えてしまうこともあります。難しいものですが、夫婦といえども距離感を保ち深入りしないようにするなど、自分が冷静でいられるようにできるといいですね。

東洋医学では、男性は8の倍数である64歳を「閉経」と捉えています。生殖能力がなくなるのが64歳と考え、その前後をミッド更年期と見ますが、個人差が大きく、おおよそ50代から70歳前後の広い年齢で更年期の症状を見受けることがあります。男性ホルモンが減少することにより、発汗やだるさ、イライラや不眠など女性の更年期と似た症状が現れます。

生理のない男性は、閉経のタイミングを明確に自覚できる女性とは違って、知らないうちに更年期になる傾向にあります。先に挙げた「怒りやすくなる」と反対に元気がなくなり沈みがちになることも。「最近、なんだか性格が変わったようだ」など違和感を覚えることがあったら、更年期症状の可能性があります。そんな時は、冷静に、そして優しい目線で少し距離をとって対応する方が得策です（認知症や脳の病気になっても急に性格が変わる場合もありますから、医療機関に受診が必要な場合もあります）。

運動

下半身を鍛える時には、ツボの力を借りる

内転筋群や骨盤底筋などの**下半身や腹筋を鍛えることで、排尿障害の予防（138ページ参照）になります。**また、足の三陰経筋は陰部に結ぶことから女性機能改善にも役立ちます。仰向けで両脚を垂直に上げたところから、開いたり閉じたりする脚パカ運動で鍛えましょう。

セルフ筋トレの定番の運動ですが、ミッド更年期さんの中には初めは上手くできない方もいるかもしれません。そんな方は筋肉を動かすのに役立つツボ「曲泉穴《きょくせんけつ》」を押すと筋肉を動かす肝のパワーが湧き出て、脚を楽に動かすことができます。

やる気が出ない時は、「太衝穴《たいしょうけつ》」というツボを押してみてください。ここは肝《かん》の経絡が元気になるツボで、やる気アップに即効性があります。脚を上げている時に両足の親指を立てると、自然と太衝穴に刺激が入り、股関節が柔らかくなり、下半身を中心とした筋肉全般に力が入りやすくなります。

曲泉穴を押しながらやってみよう
脚パカ運動のやり方

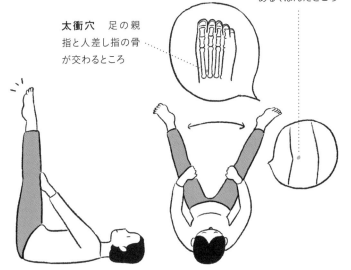

曲泉穴　膝を曲げた時に内側にできるシワの少し上にあるくぼんだところ

上向きに寝て両脚を軽く閉じ、垂直に上げます。曲泉穴を同じ側の手で押さえます。両足の親指を立てて、息を吸いながら5秒キープ。息を吐きながら、5秒間で両脚を左右に開きます。閉じたり開いたり10回を目安に繰り返してください。曲泉穴へ刺激を与えると、楽に脚パカ運動を行うことができます。また、太衝穴はやる気アップや下半身の筋肉に効くだけではなく、生理中に血の流れが悪い、薄い時や、生理が遅れている時などにも有効です。

運動

真上にジャンプして、体の歪みをとる

パソコンやスマホを長時間使っているために、背中が丸くなりがちな現代人。背中が丸くなって前屈みの姿勢になると、内臓が圧迫され、呼吸が小さくなります。**呼吸が浅くなると、代謝が低下したり臓腑の動きがにぶくなったりして、更年期症状が悪化しやすくなります。**さらに、座りっぱなしの生活によって、太ももの前面つけ根から、鼠蹊部、下腹が縮こまって伸びにくくなり、腰痛や仙骨痛の原因になります。体が歪み、前後左右にも骨格のズレが生じてしまうことがあります。

体の歪みを整えるには、手足の力を抜いて、ピョンピョンと真上に軽くジャンプしましょう。上下に真っ直ぐジャンプすると、数回飛ぶだけでも、自然と体の重心がリセットされ、頭がしっかりと骨盤に載った良い姿勢になります。数回ジャンプするだけで、姿勢が良くなり、ほんのり体も温まり、仕事も運動も断然やりやすくなります。

傾いた体の重心をリセットし、骨盤を正しい位置へ導く

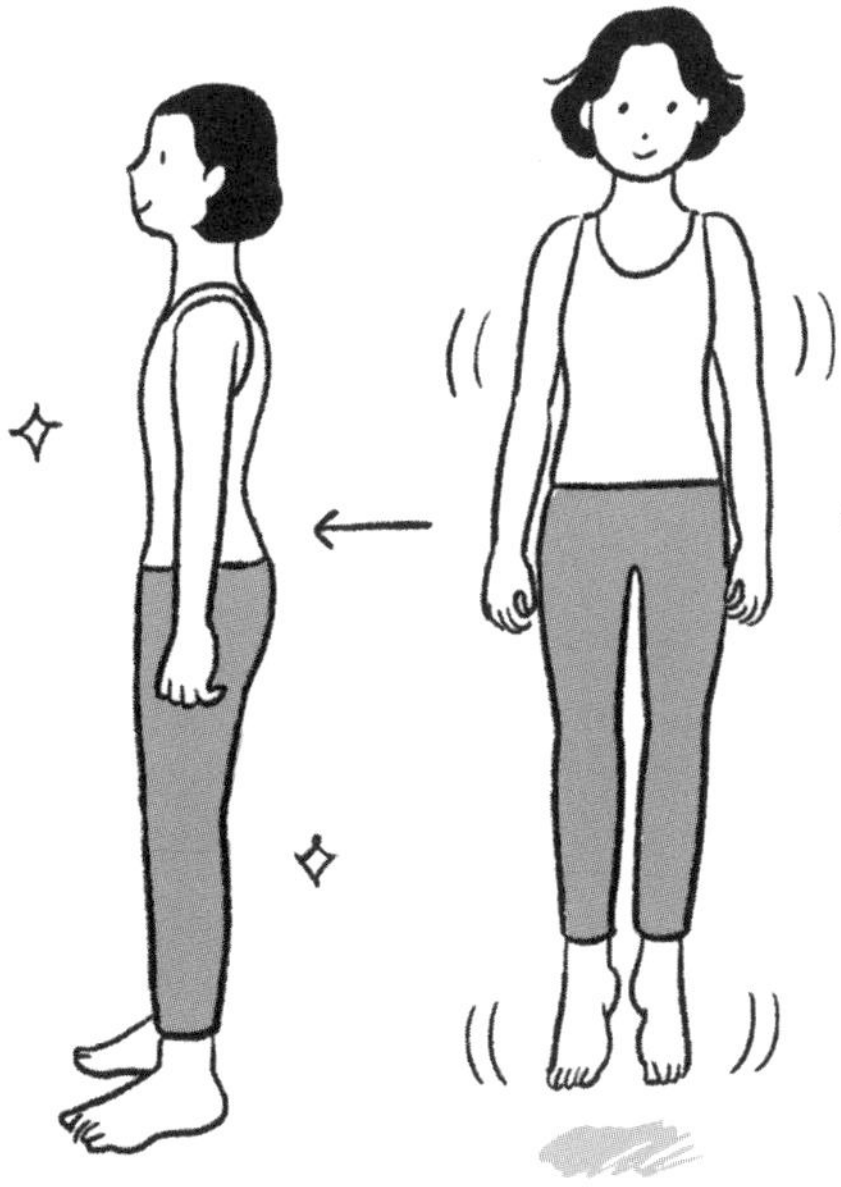

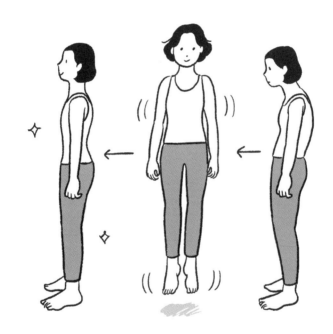

背中が丸くなった状態が長く続くと、骨盤が後傾し、頭が前に出た前屈みの姿勢が常態化してしまいます。傾いてしまった体の重心を、ジャンプすることでリセットしましょう。真上に跳ぼうとする意識が、仙骨と骨盤を正しい位置へ導きます。

ジャンプが心地よく感じ、調子が出てきたら、体の前や頭の上で、手のひらを叩いてみましょう。体が歪んでいて姿勢が悪いと、手のひらが上手く合わず、前後や左右にずれることも。真上に跳ぶこともできません。ステップアップとして、ぜひ試してみてください。

運動

肩甲骨を動かして、猫背解消
臓腑の働きを良くする

猫背になると、肩甲骨が前側に引っ張られ、肩甲骨の間（背中）が広がって、左右の肩甲骨同士が遠くなります。すると、さらに猫背になり、この前傾姿勢によって臓腑が圧迫されて働きが悪くなってしまいます。これを改善するには、肩甲骨をよく動かしてほぐすことです。

左右の肩甲骨の間の部分には、多くの経絡が走行しているため、**肩甲骨の動きを良くすると、あっという間に全身の気血が巡り始めます。**さらに、肩甲骨は背中側にあるイメージがあると思いますが、肩甲骨には烏口突起といって、カラスの嘴のように、デコルテ側に出っ張りがあり、鎖骨と接して、肩甲骨と関節を作っています（肩鎖関節）。肩甲骨を動かすと、鎖骨も連動して動きますから、体の前面のつかえもとれてくるのです。骨格の歪みを解消することで、肩こりや頸こりの予防にもなります。

体と腕をブンブン動かす脱力体操で、歪みを溜めない

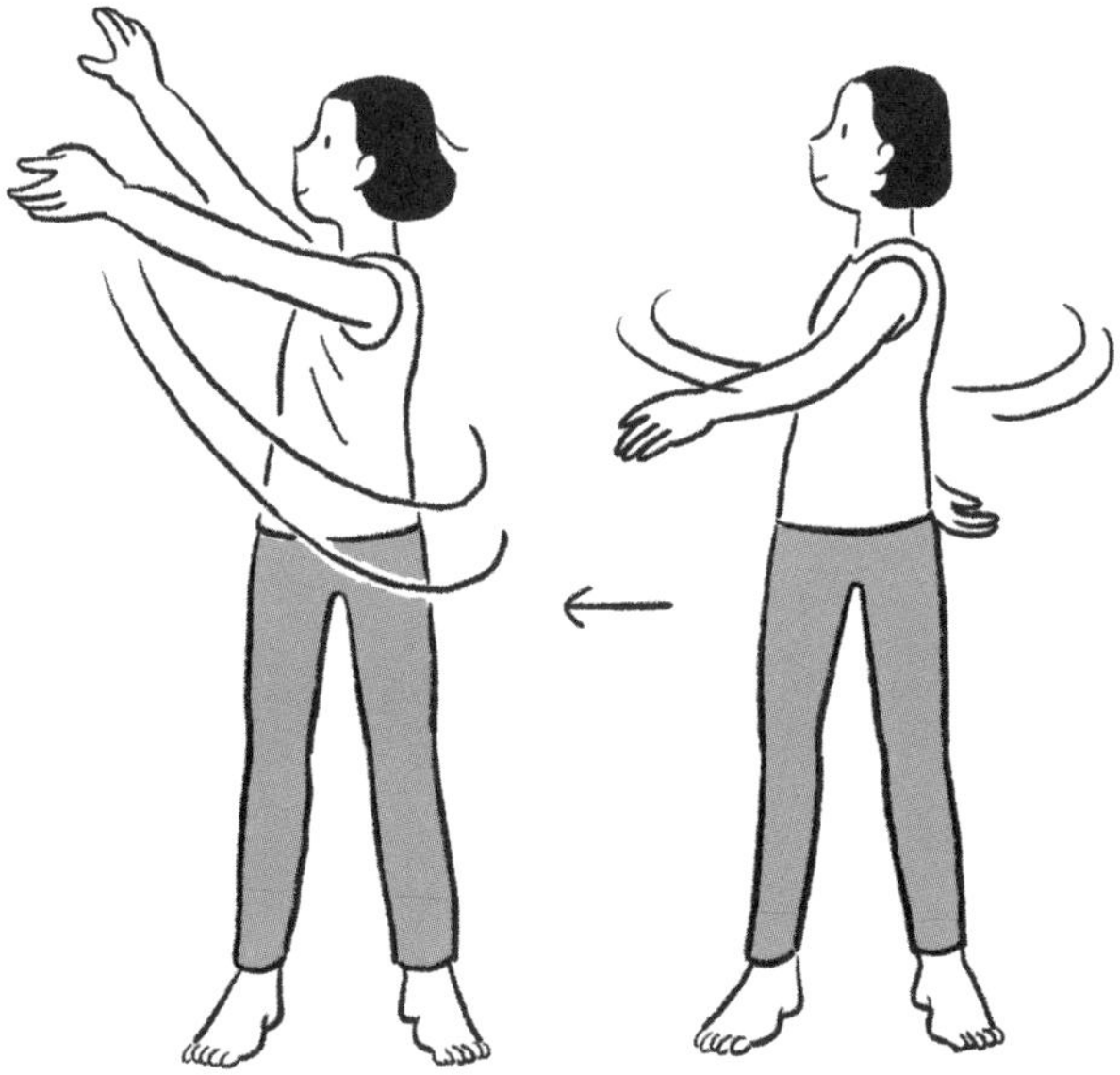

手足の力を抜いて、脱力させます。その状態で、胴体をブンブンと動かしましょう。胴体を動かすことで、結果、腕がついてきて回るというイメージです。
今度は腕をブンブンと回します。水の入ったバケツを振り回すような気持ちで大きく動かし、イチ・ニ・サーン！ のリズムで最後に水を向こうに放るイメージで大きく腕を振りましょう。

この2つの動きで、肩甲骨がしっかりほぐれると、背骨の歪みがリセットされます。背骨には体の中心を流れる任脈と督脈という二つの大きい脈気が流れていて、これらは子宮や月経といった生殖系と大きく関わっています。ミッド更年期さんにとって更年期症状を重くしないために、背骨の歪みを溜めないことはとても大切なことなのです。

運動

股関節ストレッチで骨盤を良い位置に

ミッド更年期になると、歩幅が小さくなりがちです。そのため、股関節の可動域が段々と狭くなってきて硬くなってしまいます。股関節が硬いと骨盤が後傾になって姿勢が悪くなり、体にさまざまな悪影響を及ぼします。体がゴチゴチ、首肩のこりがある、下半身のむくみが気になるのなら、股関節のストレッチが必要です。**股関節に柔軟性があれば、骨盤が正しい位置に入って姿勢が整い、子宮や卵巣の血行も良くなり、更年期症状の予防や、首肩のこりや腰痛も改善します。**

股関節を柔らかくするために開脚ストレッチをしましょう。床で両脚を開き、膝を伸ばして開脚します。硬くて思うようにできないようなら、椅子（小型で座面の硬い椅子）に座って、片足ずつ開脚を。片足の膝をたたみ、反対の脚を、膝を伸ばしたまま、なるべく広げるようにします。その際、姿勢を正しく、骨盤に体重がのるイメージで背筋を伸ばします。

開脚ストレッチでゆっくりしっかり伸ばして股関節をほぐす

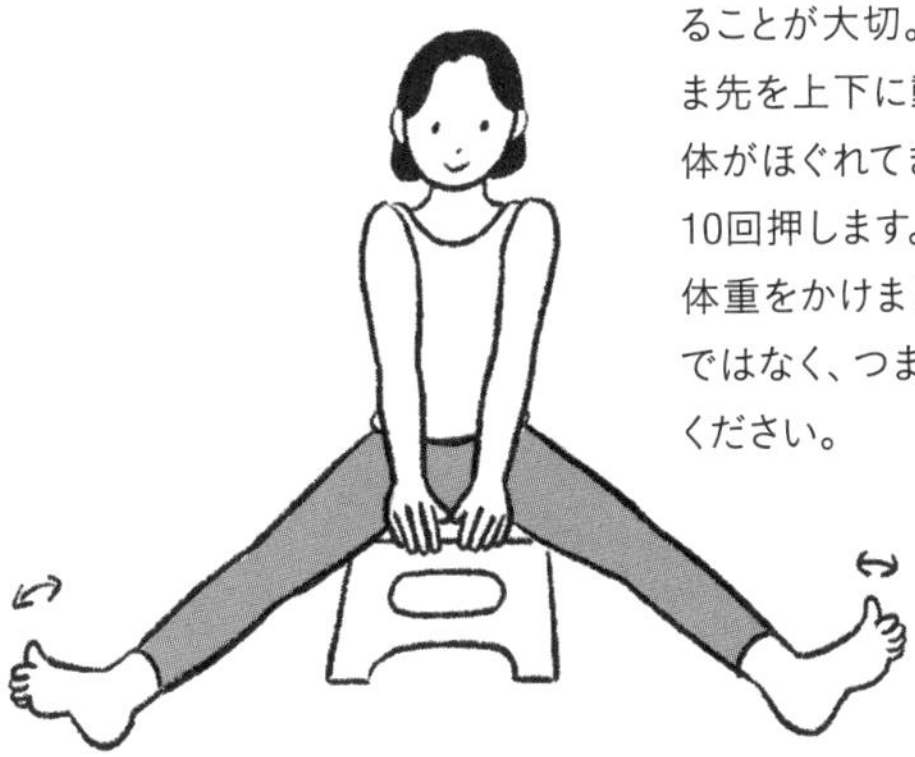

床でも椅子に座っても、両脚でも片脚でもOK。とにかく少しずつでいいのでやってみることが大切。足の親指を立てるようにつま先を上下に動かすと、楽に開脚できます。体がほぐれてきたら、両膝を両手で押さえ、10回押します。体が前に倒れるイメージで体重をかけましょう。体が柔らかい人は膝ではなく、つま先かかかとに両手を置いてください。

開脚姿勢のまま、股関節を押しやって骨盤を立てます。上半身は斜め上へ、股関節から太ももは斜め後方へ伸ばすように、引っ張り合うイメージでゆっくり体を伸ばしましょう。この時、太ももの内側など硬いところを親指のつけ根で押してみましょう。自分の体重を預けると気持ち良い刺激が入ります。
余力があれば、そのまま両手を上げ、脇をぐーっと伸ばしてください。

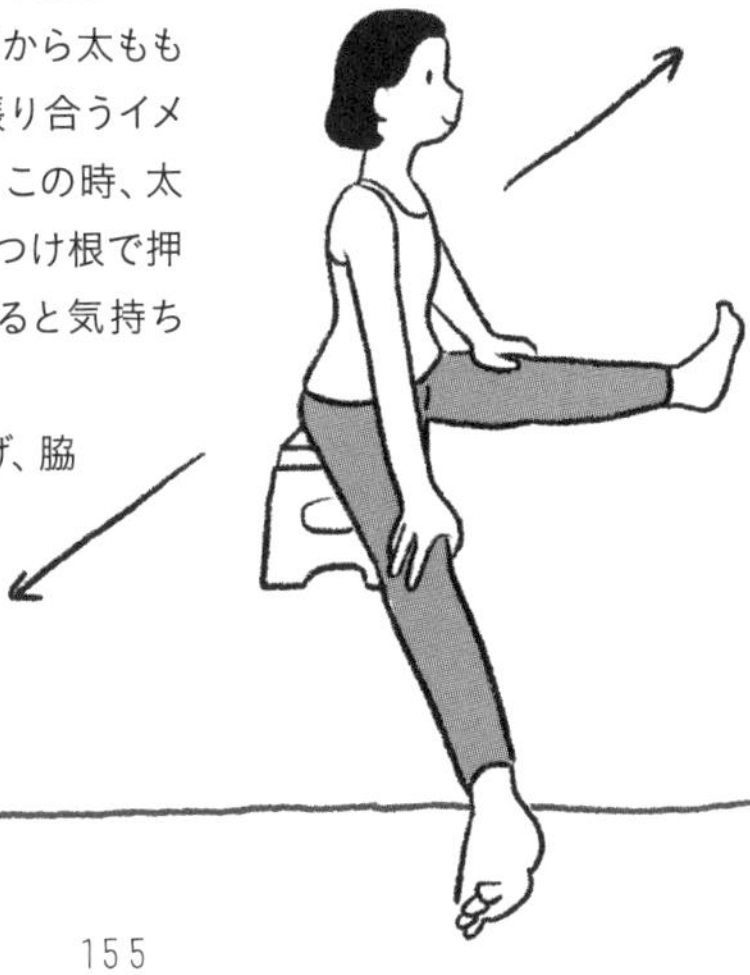

運動

静脈瘤予防と静脈が浮かないように足首運動

下肢《あし》の血管が膨らんで、コブのようになる下肢静脈瘤。更年期では、**女性ホルモンの低下により、血管が硬く脆くなってくることや、体重の増加などで負担がかかり、静脈にある逆流防止のための弁が開いて壊れた状態になります。**

初期は足の静脈が青く浮いて見え、その見た目の悪さが気になりますが、それだけですめば御の字。症状が進むと循環不良を起こし、だるさ・むくみ・痺れ・湿疹・潰瘍・皮膚の出血や壊死などを引き起こします。残念ながら、一度なったら自然に治ることがなく手術に至る人も多いです。

太い下肢は、心臓から随分と下にあるため、重力に逆らって血液を心臓に戻しています。これが心臓の負担となり、高血圧の原因にもなります。

下肢の静脈の働きを助ける「足首運動」をして、静脈瘤と高血圧を予防しましょう。

膝から下の筋肉で静脈を助ける簡単！　足首運動

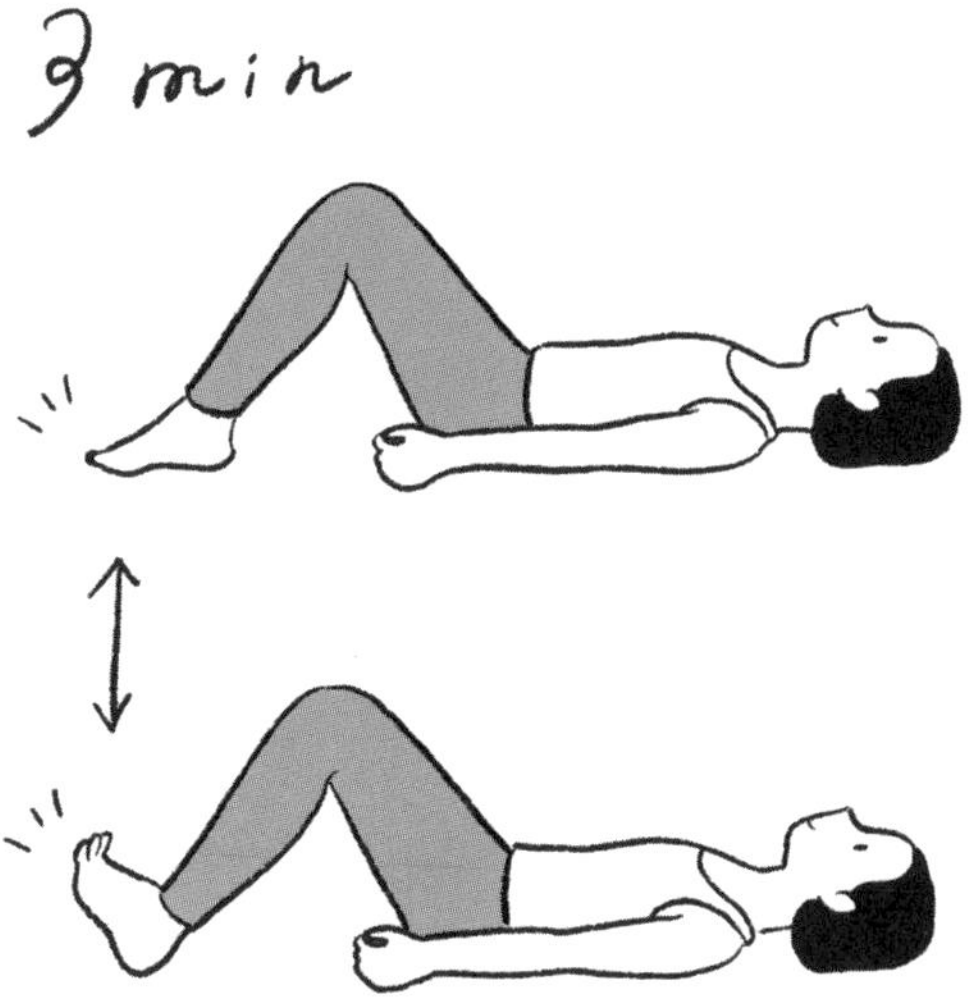

血管には、心臓から血液を送り出す動脈と、心臓へ血液を戻す静脈があり、その割合は25％：75％。動脈（行き）は勢いがありますが、静脈（帰り）はだんだんと圧力が弱くなるため、時間がかかります。そこで、膝から下の筋肉を筋ポンプとして使う運動をして、心臓へと血液を戻す手助けをしましょう。

仰向けになって膝を立て、そのまま、足首を立てる・伸ばすをリズミカルに繰り返すだけ。3分ほど続けてください。仰向けになって、心臓と足を同じ高さにすることで、心臓への環流を高めるという意味があります。

足首の運動なので座った状態で行うこともできるのですが、より効果的にするため、やはり仰向けの状態で行うことをおすすめします。

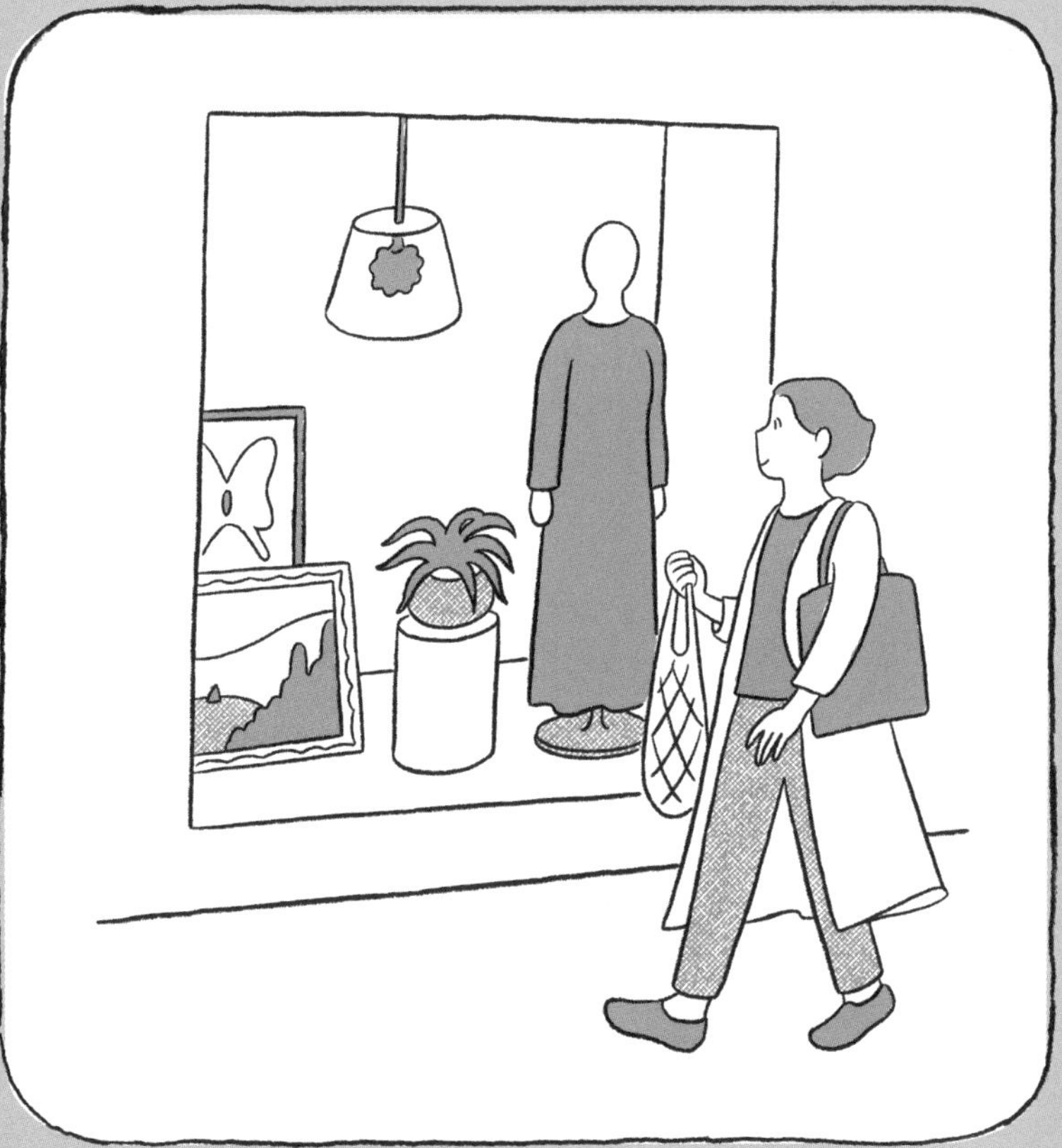

CHAPTER 3
ポスト更年期
（56歳前後）

少ない女性ホルモンで
穏やかに過ごす

post-menopause

ポスト更年期 56歳前後

少ない女性ホルモンで過ごす
生命力を保ち、心身を整える時期

ポスト更年期（56歳前後）の身体変化のチェックシート

- □ 薄毛が気になり始め、白髪の量も増えてくる
- □ 肌が過敏になり、乾燥肌が気になる
- □ 耳鳴りがしたり、聴力の衰えを感じる
- □ 白内障、緑内障など
  目の病気やトラブルが増える
- □ 手指の痛みや違和感、外反母趾などを感じる
- □ 足腰が弱くなり、筋力の低下を深刻に感じる
- □ 骨密度の低下が見られる
- □ 膣炎や外陰部痛などを起こしやすくなる
- □ 唾液が減り、歯肉が枯れ気味になる。
  免疫力の低下が気になる
- □ 頑固になり、思い込みが激しくなる

女性ホルモンの減少にともない、体の衰えを強く感じるようになります。ほてりや微熱など体が熱を持つ症状や乾燥（肌、目、口や喉）などが気になることも多いでしょう。

ポスト更年期は、閉経した後から60歳頃までの期間を指すものとして、本書では扱います。閉経後は女性ホルモンの揺らぎが減り、心身のアップダウンからくるつらさはなくなってきます。一方で、女性ホルモンの減少から血管が硬くなって高血圧のリスクが上がったり、筋肉へいく毛細血管の血流が減ることから下腿《あし》の筋肉が衰えてきたりします。骨も弱くなり、骨粗鬆症のリスクも上がります。ポスト更年期は、こうした抗い難い体の変化とつき合うため、少ない女性ホルモンで過ごす方法を身につける時といえるでしょう。

年齢とともにパワーダウンし、エネルギーが減ってくる時期。東洋医学の視点で見ても、**ポスト更年期は「陰・陽」両方のパワーが減ります。陽は「体を温める力」、陰は「陽の力が過剰になってオーバーヒートしないように心身を冷やす水」で、体をクールに保つ力です。**

陰陽のバランスがとれた正常な状態（中庸《ちゅうよう》）に比べて、陰が不足している状態を「陰虚《いんきょ》」と言います。陽に比べて陰のパワーが少なく、陰のパワーが不足している状態で、特にポスト更年期は、体質がこの陰虚に傾きやすくなります。

また、陰陽エネルギーは中庸より低いのに、体が熱をもつ状態を「虚熱《きょねつ》」といいます。たとえば、ホットフラッシュがまだ続くようなら、それは陰不足の「陰虚」と体が熱を持つ「虚熱」の状態。「陰虚」は加齢と関係するので、対策を続けていく必要があります。

さらに、「潮熱《ちょうねつ》」といって、午後・夕方・夜など決まった時間にほてりや微熱、頭痛などが出る場合もあります。ドライシンドローム（ドライアイ、ドライマウス、膣の乾燥、ドライスキン）、さらに、空咳など乾燥の症状が増すことが多くなります。これらは全て、陽の一つである「熱」の症状の暴走であり、陰における冷却水＝「水」のエネルギーの不足なのです。

ポスト更年期ではこの熱を沈静することが、体を楽にするポイントです。さらに生活の基本である睡眠・食事においては生命力を保つことを意識し、強化します。一方で、減った陽を補うため、新しいことに挑戦したり、自身が楽しいことをしてみたり、満足感・充足感を持てるライフスタイルを確立することに主眼を置きましょう。

体が熱を持ちやすい「虚熱」の状態

	体の状態	陰陽のバランス
中庸	陰陽のバランスがとれていて体が健康な状態。陰陽は一定ではなく常に変動していますが、多少の増減は正常範囲内なら問題ありません。互いに影響し合うことでバランスを保ちます。	陰  陽
陰虚の虚熱	陰が不足していて、相対的に陽が強くなるため熱を持ちやすい＝虚熱。のぼせやほてりがあり、肌や喉が乾燥しやすく、寝汗をかきやすいという特徴があります。	陰  陽

陰虚は体を潤して冷やす（クールダウンさせる）力が足りなくなっています。原因としては水分不足、乾燥、睡眠不足などが挙げられます。

虚熱になる人は、辛い食べものを好む傾向にあります。唐辛子などの刺激物は体を強く温め、乾燥させるため控えるようにしてください。また、汗をかき過ぎると体の水分を失うので、特に体調がよくない時には、運動だけでなくサウナやホットヨガなども避けたほうがよいでしょう。

食事

野菜プラス「火」が、食事の基本

体を健康に保つには、野菜の摂取量を多くすることが必要になります。ポスト更年期になると臓腑も衰え始めます。一年を通じて、**茹でる・煮る・蒸すなど陽のエネルギーである「火」の力を野菜に入れることで、栄養吸収が楽にできるように**しましょう。生で食べると体が冷え、消化不良や臓腑の不活性を招くリスクがあるので、夏をのぞいて生野菜はおすすめできません。咀嚼の力が弱ってくるので、上手に野菜を切って、適度な加熱調理で栄養吸収率を上げ、美味しく元気になりましょう。

また、**ポスト更年期は、食材によっては「茹でてから叩く」を取り入れ、消化吸収を高めるのも良い**でしょう。オクラ、つるむらさき、明日葉、モロヘイヤなどのビタミンB群が豊富なネバネバ野菜が特におすすめ。サッと茹でて軽く火を通したら包丁で叩き、たっぷりの鰹節と醤油少々で和え、あっさりとした味つけでいただきましょう。

食事

午前7～11時に水を飲んで、体内の水不足を解消

体の循環が落ちると、脚に水が溜まりむくんで膨らみ、皮膚が乾燥して、魚の鱗のようになります。

予防には、水をしっかり飲むことです。胃と脾臓が活性化する午前7～11時にできるだけ多く飲むようにしましょう。

一日2リットル以上飲んでいるのに、鱗脚になるのであれば、胃腸が弱っていて吸収できずに、水分を体がスルーしている可能性があります。また、夏など気温が30℃を超える環境で、運動やアウトドア作業などをして汗をかき過ぎたなど、水分が体内から出過ぎてしまっていることが原因になることもあります。冬はそもそも水分をとることを忘れがちなので、どのくらい水分摂取をしているか意識するようにしましょう。

仰向けに寝て、肩幅に脚を軽く開き、天井に向かって手脚を持ち上げて、バタバタぶらぶらと動かすと、むくみが解消され、手脚の余計な水が循環に戻りやすくなります。

食事

夏のホットフラッシュは水気多め野菜で鎮める

ホットフラッシュが暑い季節に生じるとたまりませんね。夏は「火」の季節で「火」が旺盛ですから、対極にある「水」とのバランスが大切です。まずは、**水の代表である「腎」を補いましょう。水気の多い野菜や果物を食べて、熱の源である「火」のパワーを鎮火**します。暑いと汗をかき、水分だけでなく体のミネラル分も失われますから、野菜や果物で水分を補うのは理にかなっているのです。たとえばきゅうり、なす、ゴーヤ、トマト、レタス、すいか、メロン。グレープフルーツなどの柑橘類も良いでしょう。

生野菜を食べる時、ドレッシングには酢を使いましょう。酢は消化吸収を助けてくれる数少ない調味料。暑い時は、血圧が上がりがちですが、血圧低下の効果もあります。さらに、便通の改善ややる気アップなどの効果も。和風にするなら三杯酢を使うのもいいですね。

生野菜よりおすすめ！

酢漬け&ピクルス

**胃腸が弱い人、
更年期症状が出ている自覚のある人は、
生野菜は避け、酢漬けやピクルスを食べましょう。
お酢が浸透している野菜は体内でも、
酢の効用を高めてくれます。**

野菜の酢漬けの作り方

●材料

なす……2本
きゅうり……3本
セロリ……2本
みょうが……6個（好みの量でOK）
しょうが（せん切り）……1片（好みの量でOK）
粗塩……20g
梅酢……大さじ2
大葉……30枚
みりん……50mℓ
酢……50mℓ

1 みりんを鍋に入れて沸騰させ、アルコール分を飛ばして火を止める。酢を入れて混ぜる。粗熱をとる。

2 野菜を一口大に切り、ボウルにみょうが、しょうが、粗塩と梅酢とともに入れて重石（5～6kg）をのせ、2時間漬ける。

3 野菜をぎゅっと搾り、大葉30枚を手でちぎって入れる。

4 1の調理酢を3に注ぎ入れる。軽く混ぜ、保存袋に入れる。

野菜はトータルで600gくらいを目安にして好みのものを組み合わせて楽しんでください。

食事

五味で
メンタルコントロール

感情は五臓（肝・心・脾・肺・腎）と直結します。この五臓はそれぞれ食材の五味（酸味・苦味・甘味・辛味・塩味）ともつながっており、この五味を上手く料理に使うことで、メンタルコントロールの助けになります。ただし、一つの味に偏ったり、量を食べ過ぎたりすると臓腑を壊すので、あくまでポイント的に使うことが大切です。

バランスの良い組み合わせはメンタルの安定に役立ちます。たとえば酸辣《サンラー》の味。酸味で気を上げ、辛さでむくみや体の水を発汗して、気血を整えるのに役立つ味つけです。自律神経の不調や、やる気ができない時は、麻辣《マーラー》味も試してみましょう。痺れと辛さの「痛覚刺激」の組み合わせが体を活発にする交感神経を刺激します。交感神経と副交感神経は振り子のような関係なので、交感神経がよく働いたのち、体を休養モードにする副交感神経がしっかりと働き、心身のバランスが整います。

どれもつながっている
五味と感情、臓腑の関係

五味	感情への効果	食べ過ぎると壊れる臓腑
酸味	怒り過ぎを抑える・ストレス過多の沈静	胃
苦味	喜び過ぎや興奮を落ち着かせる	心（精神）
甘味	疲労回復、落ち込んだ気持ちをアップさせる	脾臓・膵臓
辛味	悲しみからの気持ちの転換	大腸
塩味	不安や恐怖のコントロール	腎臓・膀胱

濃い味ばかり食べていると味のセンサーは鈍感になります。五味をしっかり感じるためには味覚自体をリセットしておくことが必要です。普段から水を飲むことを習慣にすると効果的ですが、まずは食事前にコップ1杯の水を飲むことを心がけましょう。

甘味（土＝脾臓）と塩味（水＝腎臓）は、美味しいと感じる味の組み合わせです。甘味先行で、ほどよく塩味を加えると美味しさが増して、食欲を増進します。ところが、市販のお菓子など加工品の甘味と塩味は要注意。食べやすいため、交互に食べ過ぎて味覚のバランスを壊してしまい、無限ループになることがあります。結果、糖分と塩分のとり過ぎとなり、高血圧、肥満の原因になります。何事も過ぎてはいけません。

食事

寒さのリスクを知り、温めて備える

ポスト更年期以降は、寒熱の調整が下手になり、寒さや気温差の影響がダイレクトに体に響きます。リスクとしては主に次の三つが挙げられます。

一つ目は、冷たい空気を吸うと「直中《じきちゅう》」といって、お腹を壊しやすくなります。口から肛門までは中空性臓器《ちゅうくうせいぞうき》といって、一本の管ですから、外気が冷えれば、呼吸をするだけでお腹も冷えて、お腹を下して、発熱する場合すらあります。寒い日に外に出る時は、特にお腹を冷やさないようにします。

二つ目は、気温差からくる自律神経の乱れ。寒さは血管活動に影響を与えます。寒いと末梢血管は収縮して、心臓に血液を集めます。一方、暑いと発汗して熱を体外に逃がします。これらの調整はいずれも自律神経が働くため、寒暖差があると、自律神経に負担がかかり、イライラ・不眠・頭痛などの自律神経失調の症状が出やすくなります。また、血管も収縮しやすくなるため、高血圧傾向の人も要注意です。

三つ目は、寒さを感じると新陳代謝が落ちて、老化が進むことです。年齢を経ると、冬は体が縮み動きにくくなり、新陳代謝も落ちます。細胞が生まれ変わるのが早ければ若さを保ちやすいものですが、冬はなかなか厳しい季節です。回復が遅い時期ともいえますから、疲れを溜めないように日々のんびりする時間を作ることが大切です。

寒さを感じた時は温かいスープを食事に取り入れ、体の中から温めましょう。冬はもちろん、季節に関係なく急に気温が下がった時や、朝晩の気温差がある時にもおすすめです。具には**補薬菜と呼ばれる、ねぎ・しょうが・にんにく・にらなど精力アップにつながる野菜を積極的に使ってください。**生命力補給に役立ちます。冷えがきつい時には片栗粉でとろみをつけてみてください。体が長い時間温まり、胃にも優しいですよ。

自然

ポスト更年期は人生の立冬

女性は14歳の第2ステージからが青春時代の春、出産・子育て期が夏とすると、プレ更年期が初秋、ミッド更年期は秋そのもの、ポスト更年期は、人生の「立冬」の時期にあたります。

実際の季節の中においても、**ポスト更年期は「立冬」以降の寒い時期には、若い頃より守りを固める必要があります。秋になると呼吸が小さくなり、さらに冬に移り変わる「立冬」以降は、春夏に比べて活動が不活性になります。**同時に、冬は太陽が通過する位置（南天位）が低くなるため、交感神経より副交感神経が優位となり、活発な行動より落ち着いた行動が吉となります。

秋冬にはできるだけ汗をかかない程度の運動量にすること。また、ポスト更年期は気の力が減りつつあり、毛穴を閉じることが苦手になります。感染症リスクが高まるため、若い頃より注意が必要です。

ポスト更年期は季節に合わせた行動で一年を元気に過ごす

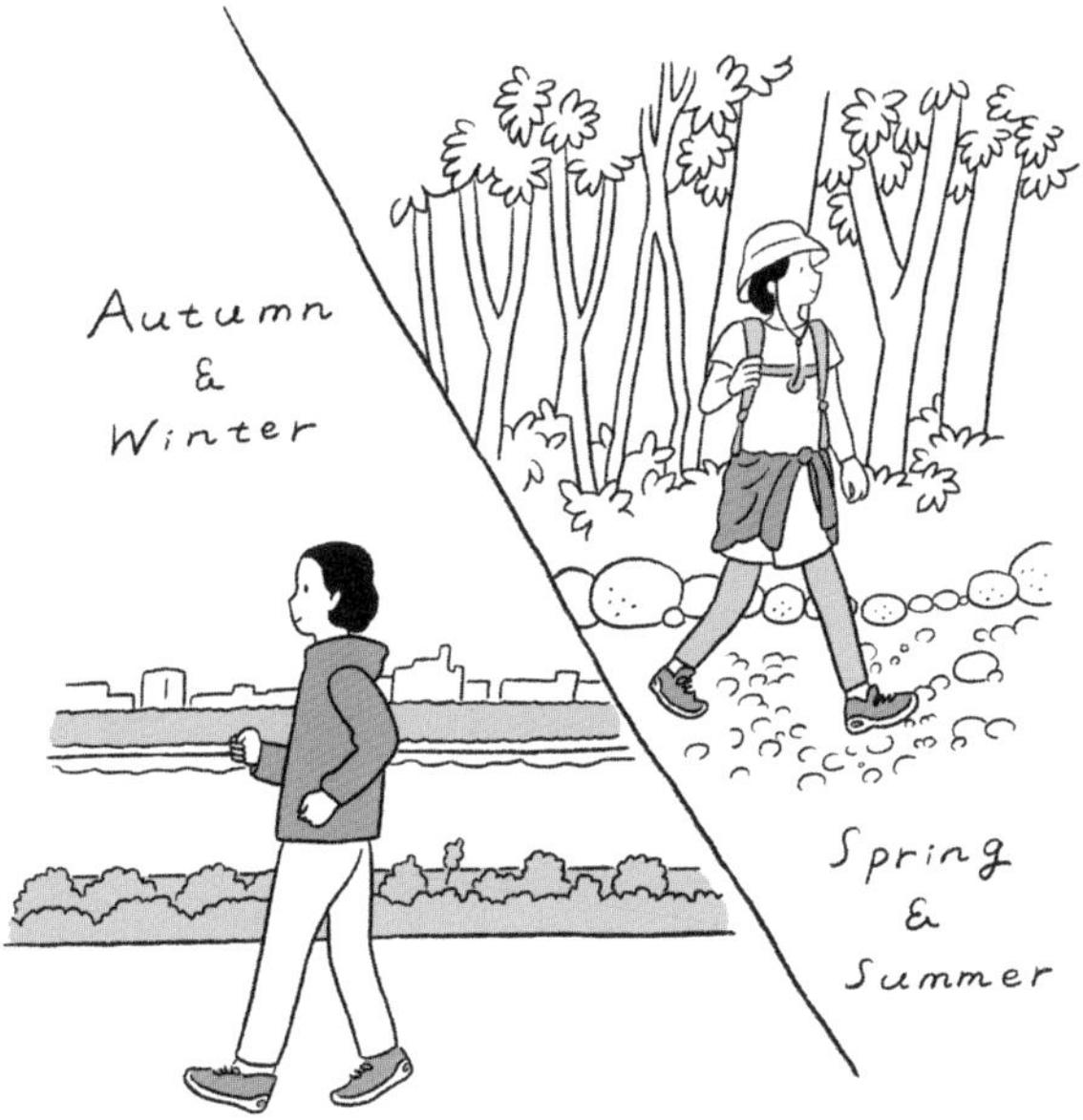

春夏は、登山や森林浴に出掛けて、大いなる自然のエネルギーをもらいましょう。戸外の活動は足腰の鍛錬にもなります。山道など舗装されていない道の足場の悪さが刺激となり、体が活性化しやすくなります。森林浴で新鮮な空気を大きく吸い込んだり、筋肉を動かして体の熱を作ったりすることで、冷え性の予防にもなります。新陳代謝が活発な春夏のうちに、しっかり汗をかいて毛穴の開閉の癖をつけておくと良いでしょう。

秋冬は運動量を加減し、汗をかかない程度にします。ポスト更年期では、一度汗をかいたら、なかなか止まらなくなるということも。汗のかきっぱなしは冷えの原因になります。汗をかいたらすぐ拭き取りましょう。

自然

鬼門と裏鬼門のパワーで体を整える

鬼門と聞くと、侵してはならない怖い方角、災いをもたらすあまり良くない方角という印象を持つ方も多いかもしれませんが、実は、とても大きなパワーやエネルギーが生まれる方位とされています。鬼門は「北東（艮《うしとら》）」、裏鬼門は「南西（坤《ひつじさる》）」の方位を指します。これを十二時辰（一日を二時間ずつに分け、それぞれに十二支をあてた時間表現。45ページ参照）にあてはめると、鬼門は夜中1～5時（丑と寅の刻）、裏鬼門は午後1～5時（未と申の刻）になります。

鬼門タイム（夜中の1～5時）は陽を体内から作る時間で、外からくる邪気（病気の原因）への備えは手薄になります。この時間は睡眠をしっかりとりましょう。陽のパワーを作り、補給することができます。夜は遅くとも0時を過ぎたら入眠し、貧血傾向のある人や呼吸器の弱い人は5時半以降の起床がおすすめです。

裏鬼門タイム（午後1～5時）は陰へと傾く時間で、陽のエネルギーを補える飲食物をとったり、お花を生けたり、くつろぎながらも生命力を補給することに努めましょう。南西の陽を浴びてのんびりし、ゆっくり過ごすのに適した時間です。この時間の作業効率は低めですから、詰めたスケジュールや締め切りのある作業には向きません。仕事や勉強、家事や読書など、裏鬼門タイムでも集中したい時は、家（部屋）の北に位置して南を向くか、それでも、落ち着かないなら、北を向いて作業しましょう。

ポスト更年期では、特に陰の気が強くなりますから、陽パワーを生む鬼門でしっかりエネルギーを補給しましょう。反対に陰パワーを生む裏鬼門では、沈み込まないように、「陽」の力を補うことを意識しつつ休むか、ゆっくりした時を過ごしてください。

生活

足が攣ったら「水不足」「冷え」「寝不足」をチェック

ポスト更年期では、ふくらはぎはもちろん、太ももや背中、手など、意外な場所も攣る人が増えてきます。主な原因は「水不足」「冷え」「寝不足」の三つです。

体の水分は、だんだんと減っていきます。赤ちゃんの頃は80%、成人女性では60%と言われますが、**ポスト更年期では50%程度まで減少します**。つまり、体で保てる水分量が減るので、筋肉が攣るリスクが高まるのです。対策としては、水分摂取量を増やすこと。季節にもよりますが、**食事でとれるスープなどの水分も入れて、一日2リットルを目安に摂取**しましょう。もし、水分量が十分なのに攣りやすいなら、胃腸が疲れたり、弱ったりして、水分を吸収する力が落ちている可能性があります。70～75ページの脾胃の調整をやってみましょう。また、水分摂取には白湯などがおすすめですが、胃が不調だと、水だけでは吸収しにくくなります。その場合は、はちみつ水（湯）が良いでしょう。中国では、はちみつは長寿と頭髪にも良い「高貴薬」ともいわれ（『神農本草経』より）、ビタミンEの補給ができ、水分吸収も高まり一石二鳥です。1リットルに大さじ1程度を溶きます。甘さが気になる人は、小さじ1程度でも良いでしょう。

次は足が冷えていないかチェック。氷のように冷たく、しかもむくんでいたら要注意。体内の水の停滞がひどい証拠です。**足首運動**（157ページ参照）をして、**むくみを取りましょう。足湯をして温める**のもおすすめです。

最後に寝不足。寝不足になると、体は「陰虚《いんきょ》」の状態になります。陰虚は、体内の水が不足している状態。肌や気管支などが乾燥しやすくなります。陰虚は更年期症状の原因の代表（196ページ参照）。同時に、血が不足して「血虚」になり、筋肉トラブルを起こして、引き攣りやすくなることもあります。特に体を動かす予定のある前日は睡眠をしっかりとりましょう。

生活

頭皮リリースで髪ツヤを豊かにして頭痛も改善

髪質や毛量が気になるのがポスト更年期。髪が薄くなると大事にし過ぎるあまり、刺激不足になって、頭皮がガチガチになり、さらに薄毛や抜け毛、白髪を引き起こすことに。反対に、頭皮がむくんでいる場合は、顔のむくみや頭痛につながります。

髪の毛を軽く握り、頭皮を優しく引っ張ってリリースしましょう。毛根に刺激を与え、髪の毛にツヤが出るだけでなく、髪が元気に太くなってきます。頭皮の柔軟性をキープして血行を促進し、毛根を整えていくことで頭痛や食いしばり、耳鳴りの予防にもなります。また、リフトアップとむくみ取りの効果があるため、美顔や小顔効果も期待できます。

寒い時期だけでなく、夏でもエアコンが頭部に当たると冷えて、腎のエネルギー（生命力の源）がダウンしがち。パソコンやスマホ作業で首こり・肩こりがある人は、頭もこっていることが多いので、一年を通して頭皮リリースを試してください。

髪の毛をくるっと一束指に巻き
軽く引っ張ってマッサージ

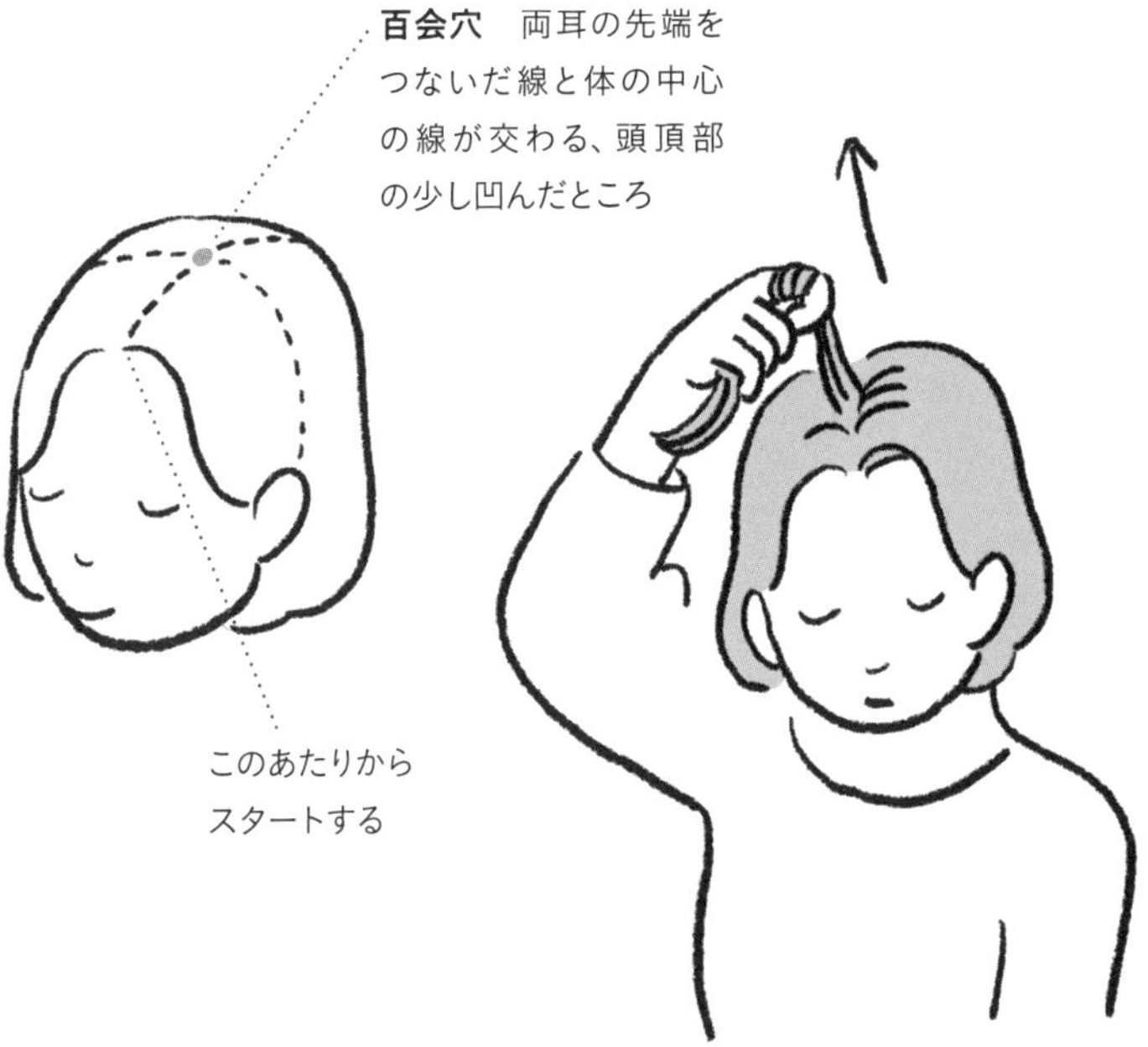
百会穴　両耳の先端をつないだ線と体の中心の線が交わる、頭頂部の少し凹んだところ
このあたりからスタートする

マッサージの仕方は簡単。髪の毛一束をくるっと指に巻き、ゆっくり持ち上げるようにして優しく引っ張り、頭髪に刺激を与えて離すだけです。

髪際《はっさい》という髪の生え際から、頭頂部の百会穴《ひゃくえけつ》というツボを通って、後ろに進めていきます。その後、頭頂部から左右の側面へと降りていきます。

入浴後、心身ともにリラックスしている時に行うのがおすすめです。ドライヤーで髪を乾かしてから行いましょう。

生活

任脈を伸ばして姿勢を正し、深呼吸することで若さを保つ

生殖器（子宮）から体の正中線という真ん中の線を縦に上がっていく経絡を「任脈《にんみやく》」といいます。生殖機能が衰えると、この任脈、それに連なる（背面の）督脈《とくみやく》の流れが悪くなります。すると、姿勢が悪くなり、腰（仙骨）が引き気味になって、肋骨の下のお腹から下腹部がぎゅっと硬く、縮こまってきます。年を取った時に背丈が小さくなるのは、この任脈と督脈の気がさらに小さくなった結果と考えます。

ポスト更年期では若さを保つために、いかに任脈の流れを滞りなく保つかが大切になります。任脈の活性のため、臍下丹田《せいかたんでん》（お臍の下から恥骨結合まで）に意識を集めて背筋を伸ばして呼吸しましょう。基本の呼吸法としては、一度大きく息を吐いてから、鼻で大きく吸って一旦みぞおちと臍下丹田に息（空気）を留めておき、「う」の口でゆっくり息を吐きます。その際、両指で意識している部分を触り、呼吸も大きくしていきましょう。

若さを保つ！
任脈を活性化させる呼吸法

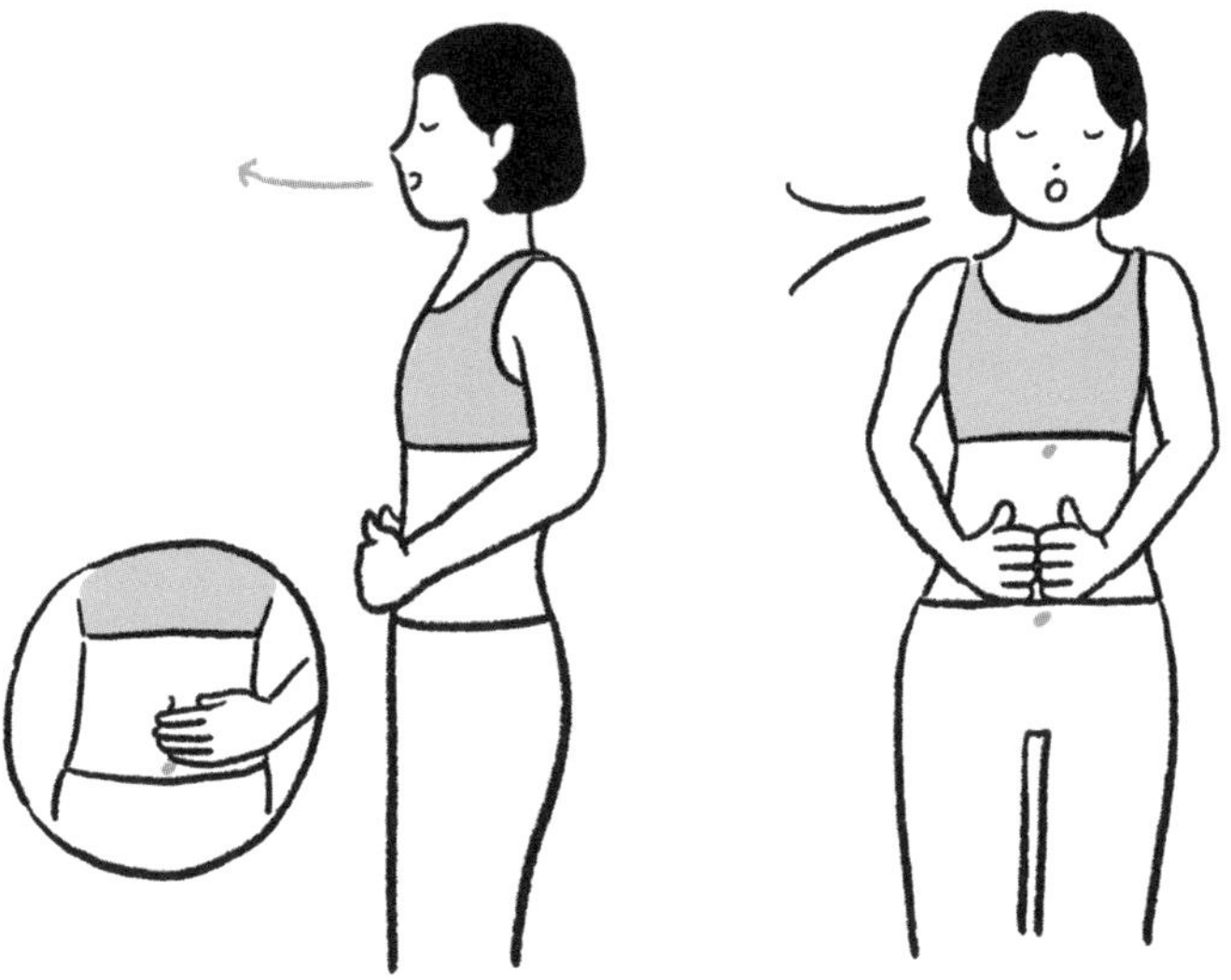

子宮から体の前面の真ん中の線を上がっていくのが任脈の流れ。背面にあるのが督脈の流れ。肩幅に足を広げて立ち、そこから両方の股関節を軽く後ろにひくイメージで仙骨を後ろに出します（お尻の穴が斜め下を向くイメージ）。臍下丹田を両指で触りながら大きく息を吐きます。

臍下丹田を指で触ったまま息を吐いたら、次はそのまま息を大きく吸います。この呼吸を、臍下丹田からみぞおちまで両手の位置をずらして上がりながら、繰り返します。時折、肋骨に沿って指を内側から外側に動かし、胸を広げましょう。

生活

高血圧対策、目の疲れに睛明穴を刺激

年齢とともに、顕著に衰えるのが目です。白内障や目の濁りに加えて、ポスト更年期では、高血圧や血管の硬さから緑内障のリスクも高まります。**目頭と鼻の間にあるツボ「睛明穴《せいめいけつ》」を優しく数秒間、押さえることで、高かった血圧が落ち着くなど、血圧のコントロールに効果があります。**

また、興奮し過ぎた心身を落ち着かせることもできます。近年の異常気象から、体も五臓の「心」に熱をもつ症状（31ページ参照）が出やすくなっているので、ツボを押さえるなど簡単にできる「気持ちを落ち着かせるためのルーティン」をいくつか持っておきましょう。

目を守るという点で、サングラスでの紫外線対策をしたり、パソコン・スマホのブルーライト対策にも気をつけたいところ。また森や山に行き、遠くの緑や自然に目を向けるのもおすすめです。遠くを見ることで、眼精疲労の回復になります。

眼圧の低下には、睛明穴を押す

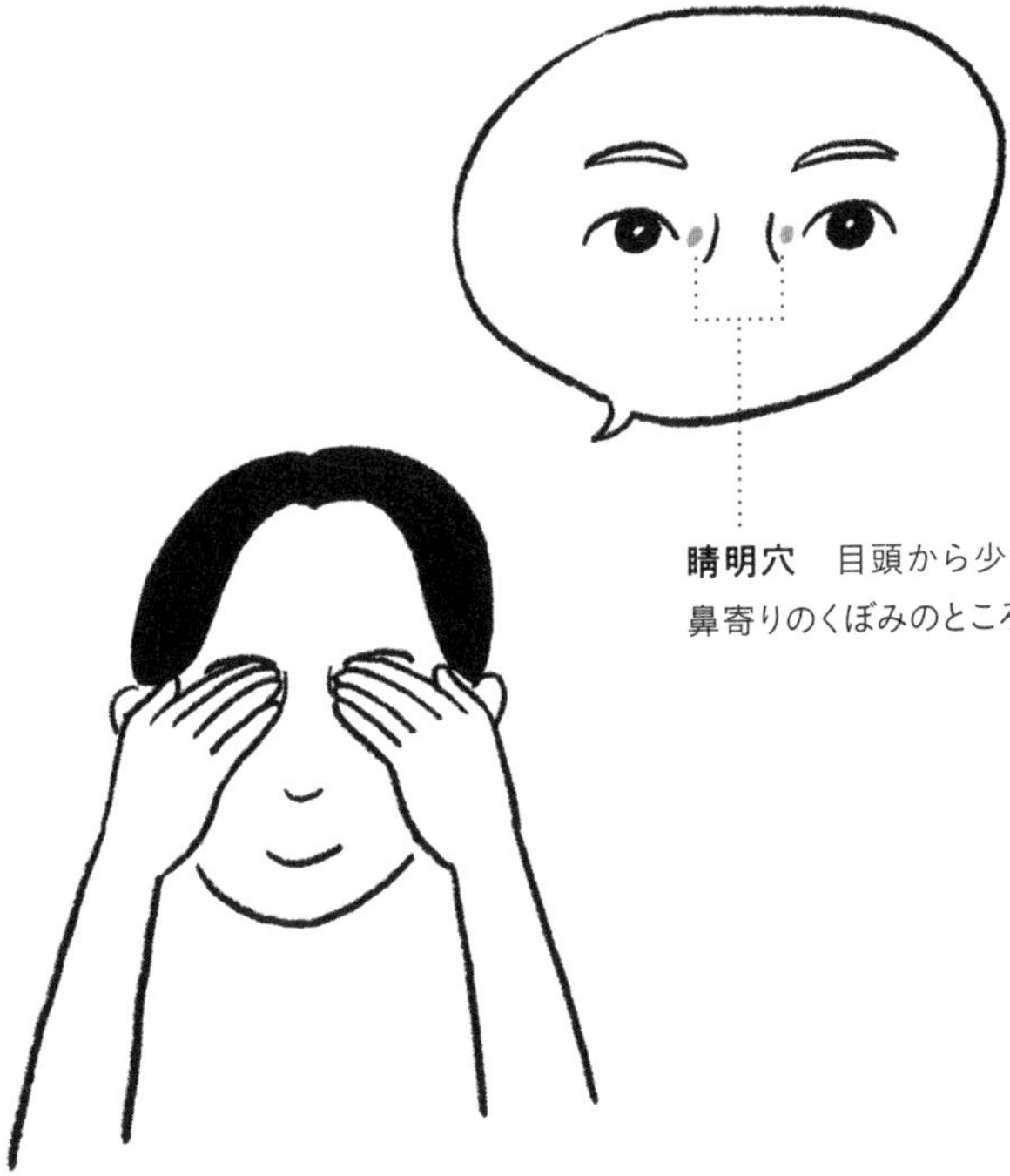
睛明穴　目頭から少し
鼻寄りのくぼみのところ

睛明穴を押すと、圧反射が起こり、血圧や眼圧を下げます。人差し指・中指・薬指の3本を柔らかく揃えて、指を丸くし、薬指を睛明穴において、まぶたをそっと数秒だけ触ります。睛明穴の力は強いので、繊細な人は「触るだけ」でも十分効果を発揮します。強く押さえ過ぎると血圧が下がり過ぎて、めまいがすることがありますから、優しく触ることを心がけてください。

生活

鬱病にならないように、「気鬱」のうちに悪い気を発散

だんだんと体が思うように動かなくなるポスト更年期では、以前できていたことができなくなったと感じることも多くなり、体を動かすことが億劫になってしまいます。体を動かす前に考え込んでしまったり、必要以上に悩んだりして、動く活力がなくなってしまうことも。**行動せずに考え込んでばかりいると「気《き》鬱《うつ》」「気滞《きたい》」といって、体の気が滞った状態になります。**気が停滞することで、なんとなく不安になる、怒りやすくなる、やる気が出ないなど、ストレスを感じやすくなり、そこから自律神経の乱れや不眠など体にも影響が出てしまいます。またこの状態が長く続くことで、それが引き金となって鬱病に至る場合もあります。

「気鬱」のうちに**悪い気を外へ出すために、少しでも体を動かして気を循環させましょう。**自分の心の赴くまま体を動かしてみてください。好きなことや新しいことにチャレンジして、脱

マンネリする刺激が心地良い方もいるでしょうし、いつもの仕事や家事をコツコツ進めるのが好きという方は、新しいことに挑戦するのではなく、やり慣れていることを無心でやっても良いでしょう。「まず、ゼロから1」が大切です。「勢い」や「流れ」が落ちがちになる時期でもありますが、少しでも、動けているなら自分を褒めてあげてください。

また、「視座を上げる」というのもポイントです。視座というのは「視点」の位置のこと。若い頃は「もっと上、もっと上」と高みを見上げて過ごしていたかもしれません。しかし、更年期では、むしろ、上から全体を見下ろして、物事の全容を把握したり、これまでと違った角度で見たりすることを意識してみましょう。新しい発見や出会いが増えて楽しみが増えたり、これまで負担やストレスに感じていたことから解放されることもあるかもしれません。

生活

手指＆足指のマッサージで末端の冷えを解消

手足の先が冷たいなど、手足末端のトラブルはありませんか。閉経後は女性ホルモンの減少によって血管が硬くなりやすく、急に手足末端が気になることがあります。手や足は心臓から遠い位置にあり、冷えやすいところです。血液は動脈で心臓から出たばかりは、血圧が高く勢いがありますが、手先・指先へとたどりつき、流れの向き（ベクトル）が変わる時には、大きな力（＝しっかりした血圧）が必要となり、静脈へと乗り換えた頃には勢いがなくなります。

そこで、手足の指にある八邪穴《はちじゃけつ》と八風穴《はっぷうけつ》というツボを刺激し、心臓へ戻る血流に勢いをつけましょう。**血液がしっかりと全身を巡るようになり、手足の冷えが改善されます。**さらに、手足には、六臓六腑の12の経絡が通っているので、全身が活性して、体の柔軟性も増します。八風穴と八邪穴を刺激すると、指の変形や痛みの予防や、外反母趾の予防にも役に立ちます。

指のつけ根のツボを刺激して全身の血の巡りを改善

八邪穴　手の指のつけ根、水かきの真ん中にあたるところ。

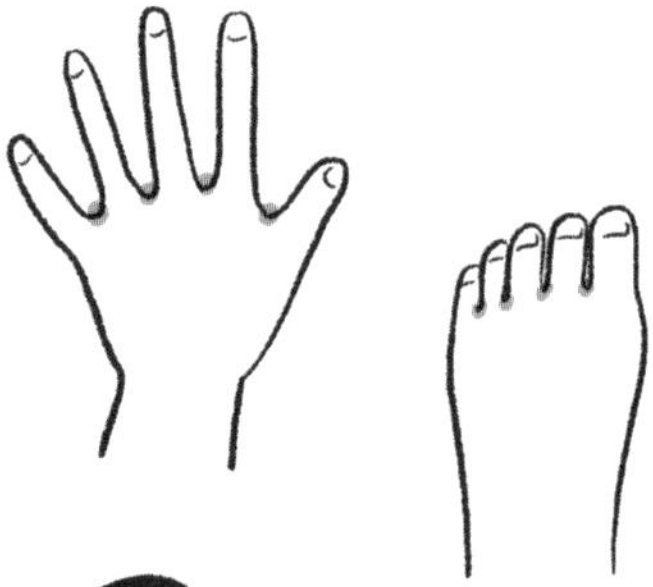

八風穴　足の指のつけ根、水かきの真ん中にあたるところ

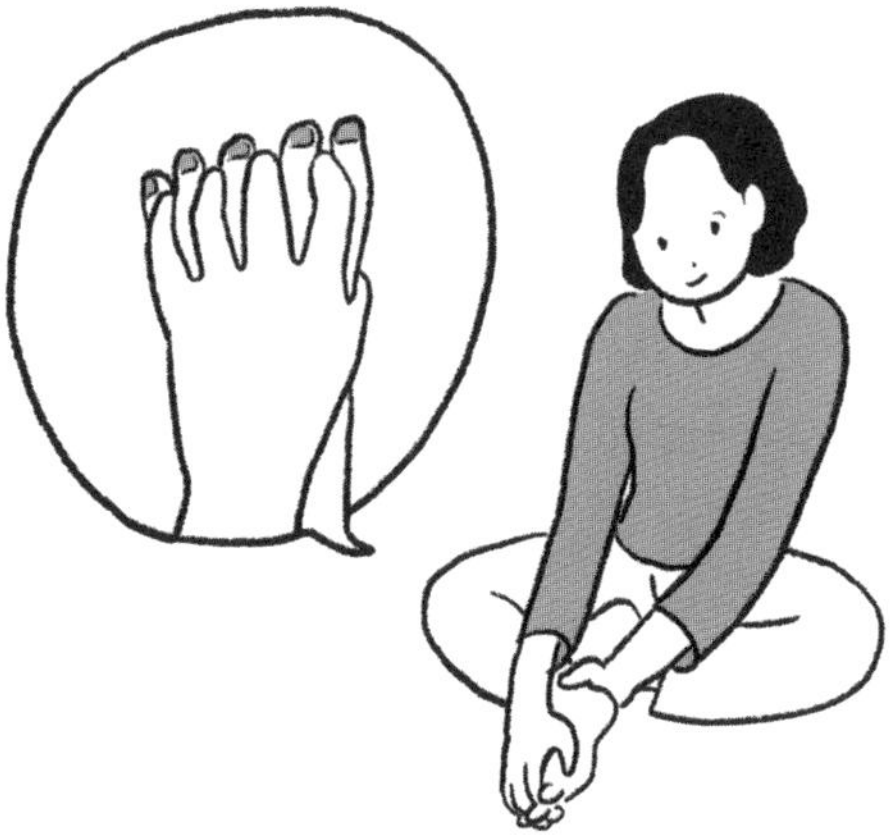

手の指のつけ根には八邪穴というツボが、足の指のつけ根には八風穴というツボがあります。どちらも、血行促進に効果のあるツボです。これを、手指で足指を握ることで、簡単に刺激し、指先の冷えを改善させましょう。足の指の間に手の指を入れ、左右から締めます。

体の柔軟性が低い人や、手足の冷えがきつい人は足の指の間に手の指が入らないこともあります。そういう場合は、入浴時に体を温めてから行いましょう。柔らかさに左右差がある場合は、柔らかいほうから行います。

運動

30分の速足ウォーキングで血圧コントロール

更年期になり女性ホルモンが減少してくると、血圧をコントロールしている自律神経に乱れが出て、血圧が不安定になります。イライラや頭痛などをきっかけに一時的に血圧が上がるなど変動しやすく、それを繰り返しているうちに慢性的な高血圧になってしまう可能性もあります。また、**血管が硬化して高血圧のリスクが高まり、心筋梗塞や脳卒中につながる恐れも出てきます。**それなのに、若い頃に低血圧だったという女性も多く、自分は高血圧とは無縁と考えて見過ごされがちです。とりわけ閉経後は、ぜひ意識してご自身の血圧をチェックするようにしてください。

体の大きな血管は、とてもシンプルな構造をしています。心臓から出た動脈は胸（胸大動脈）→腹（腹大動脈）と流れ、両下肢に分枝します（両脚と両腕には、それぞれ1本ずつ大きな動脈が流れています）。血管が太い分、脚に流れる血液量は多いのですが、これが重力に逆らって心臓へと戻るため、負荷が大きく心臓に負担となります。

ウォーキングをして下肢を動かし、血流を良くしましょう。脚だけでなく、腕を大きく振って速足で30分ほど行うことで、全体の筋肉をしっかり使う有酸素運動となり、血流が良くなって、自律神経を安定させます。

ウォーキングを終えた後にストレッチをして、さらに効果アップを目指しましょう。鼠蹊部を通る脚への動脈と静脈を解放するイメージで、Y字（っぽい）バランスポーズを1～5分します。安定した段差に踵を置き、できるだけ片脚が横になるよう持ち上げます。軸足側の手は手すりなど支えがあっても構いません。この時、大きく深呼吸しましょう。同様に反対側もやります。これによって、脚の静脈血が心臓に戻りやすくなります。全身の血の巡りを良くして、高血圧予防につなげましょう。

運動

屋内で有酸素運動「座ったままマラソン」

なんとなく気が乗らなくて動けない、やる気が落ちると取り戻すのが難しい、病気や怪我で運動するのが難しいなど、ポスト更年期はあっという間に運動不足に陥ります。そんな時は「座ったままマラソン」です。**上半身を意識してしっかり動かし、呼吸を意識することで、立派な有酸素運動に。**速足ウォーキング（188ページ参照）では息が切れてしまうという方は、まずこちらで心肺機能を鍛えるのも良いでしょう。

座ったまま（椅子に座っても正座でもOK）、上半身だけマラソンを走ります。背筋を伸ばし、肩の力を抜いて、脇を軽くしめて腕のみでランニングポーズ。マラソンを走るように、リズミカルに左右の腕を振ります。肩甲骨から動かすことを意識してください。「吐いて吐いて・吸って吸って」と呼吸を整えます。まずは、スピードよりも無理なくリズミカルに3～5分程続けて、有酸素運動としての効果を得ましょう。好きな音楽一曲分を目安に行い、慣れてきたらもう一曲追加するなどして10分を目標に。少しずつ長くして20〜30分続けられたら理想的です。簡単過ぎて飽きやすいので、音楽だけでなくテレビや映画、動画などを観ながら行う「ながら運動」にするのもよいでしょう。「座ったままマラソン」に慣れてきた人、あるいは普段はウォーキングなど外で運動をしていて雨天時に室内で体を動かしたいという人には「座ったままダッシュ」がおすすめです。

基本的なやり方は「座ったままマラソン」と同じ。座ったまま、左右の腕を速く振ってください。まずは10秒程度が目安。疲れてしまうなら一呼吸でもOKです。この時、腕の振りを意識するあまり、体に力を入れ過ぎて呼吸を止めてしまわないように注意。基本は「一息吸って・吐きながら」その後は、「吐いて吐いて・吸って吸って」です。心肺機能アップの良いトレーニングになります。

運動

痛いところや動かないところの左右反対側を刺激する

鍼治療には**巨刺法**《こしほう》**といって、患部と左右、もしくは上下反対のところを刺激して、患部を良くする**という方法があります。

これを利用して、痛みを緩和したり、運動でも、健康でよく動く側（健側《けんそく》）を優先して多く動かし、患部側（患側《かんそく》）が動くよう誘導することが可能です。患部や動きの悪いところは、痛いのではないかという恐怖や警戒心から、動きを自制しがち。また、療養が長期化すると神経伝達も悪くなり、筋肉自体が萎縮していることもあります。それが長年の癖となり、左右バランスや姿勢を崩す原因になっていることがあります。

人体は左右の手足を一つだけ動かすことは難しく、必ず連動して動きます。**健側をしっかりと使うことで患側も動きを思い出し、上手に動かせる**ようになるのです。たとえば、つまずいた時は先に元気な方の脚を3回上げ（運かし）てから、動きのにぶい方の脚を1回動かします。「対」の意識が大切です。

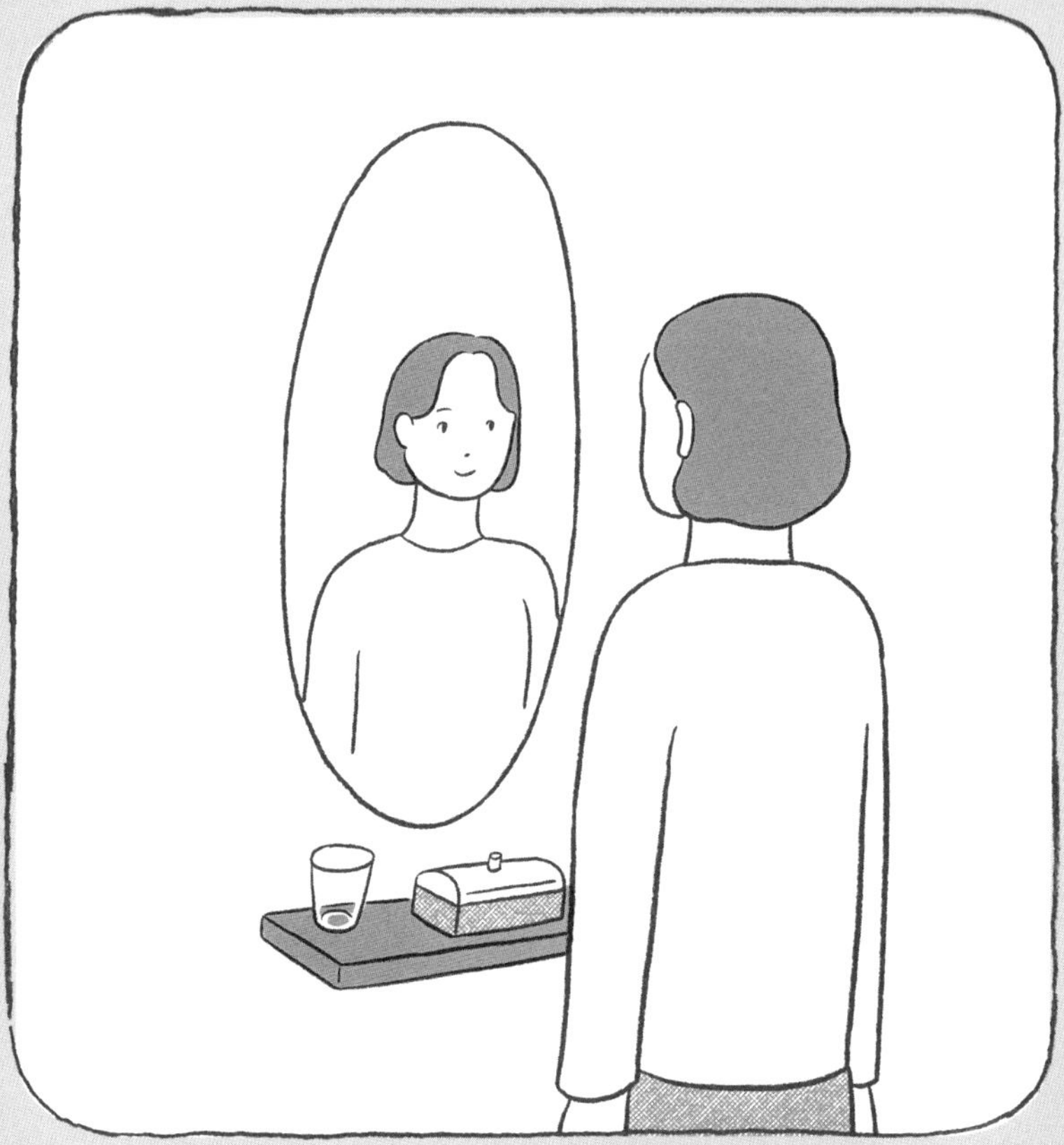

CHAPTER 4
体質セルフチェックとセルフマッサージで更年期対策

体質セルフチェック

自分の体質を知り、更年期対策に活かす

東洋医学では「気・血・水（津液）」と「寒熱（寒いか熱いか）」によって体質を分類します。体質は親から授かったエネルギーである先天の精と飲食物から得られる後天の精（24ページ参照）、気候や住んでいる環境にも影響を受けます。自分の体質はどのタイプなのかセルフチェックをして、更年期のおうち養生に繋げましょう。

ここでは簡単に8タイプの体質を紹介します。各タイプ10のチェック項目がありります。該当項目が最も多いタイプが自分の体質タイプと考えます。5項目以上当てはまるタイプが複数ある場合は、最もチェックの多いタイプ→5項目以上のタイプの両方、あるいはいくつかの体質をあわせ持つと考えましょう。実際はどれか一つのタイプにならず、いくつかのタイプの複合型という人も多い

東洋医学式8つの体質

	虚 （不足）	実 （感情・停滞）
気	気虚《ききょ》	気滞《きたい》
血	血虚《けっきょ》	瘀血《おけつ》
水（津液）	陰虚《いんきょ》	痰湿《たんしつ》
熱	陽虚《ようきょ》	湿熱《しつねつ》

体質を左右する3つの要素は「気」「血」「水」。「気」は生命活動のエネルギー源であり、体の中で動き、全身を巡っていると考えられています。「血」は血液とほぼ同義と考えて構いません。「心（臓）」から脈を通じて全身を巡り、各臓腑や組織、器官に栄養を届けます。食べたものを元に脾胃で生成され、肝に貯蔵されています。「水（津液）」は単なる水分ではなく、血以外のすべての体液のこと。汗、涙、涎、鼻水、尿なども含みます。体の余分な熱を体の外に出して体温調節をします。むくみの調整や肌の潤いなどにも関係します。

です。逆にどれもあてはまらない人は「超元気」体質。10〜20代のうちはこのタイプも多いのですが、年を重ねるとともに、いずれかの項目にチェックが増えていくのが自然なことともいえます。これまでと違うなと感じることがあったら見逃さないためにも、自身の健康と向き合いつつ、このチェックを振り返ってください。

ヨロヨロ・モゴモゴ系の筋肉不足タイプ

check!

- □ 色白で、顔色が悪いとよく言われる（自分で感じる）
- □ 疲れやすい。ダルさを感じ、動けない時がある
- □ 声が小さくボソボソ話す。話を聞き取ってもらえない時がしばしばある
- □ 汗をかきやすく、汗をかくと止まらなくなる
- □ 体のどこかに冷えを感じる
- □ 食欲不振で、風邪をひきやすい
- □ 普段から軟便で、下痢をしやすい
- □ 脂っこいものや甘い食べ物が好き
- □ 年齢より上に見られることが多い
- □ おりものが多い

体質

1

気《き》虚《きよ》

体質の特徴

体を動かす生命エネルギーである「気」が不足し、臓腑の機能が低下しています。「気」は生まれながらに少なめな人もいますが、更年期に忙しくして（家族の世話、職責など）疲れが溜まることにより減ってしまい、不足する場合も。胃腸が弱い人も多く、「後天の精」となる飲食物からのエネルギーを吸収・活用するのが苦手なタイプです。若い時から筋肉も少なめで、鍛えても筋肉質にはなりにくく、基礎代謝が低いので同じ運動量であっても人と比べて痩せにくく、太りやすい体質。免疫力も低いため、風邪などの感染症にもかかりやすいです。

更年期対策のポイント

1. 簡単な運動で体温キープ

体温が36℃を切らないよう、簡単な運動を日課にして筋力をつけましょう。エネルギーがすぐに不足するので無理は禁物。座ったままダッシュ（191ページ参照）がおすすめです。

2. 一年中、温かい食べ物を

足りないパワーを上手に吸収するには脾胃の状態を良くすることが大切。冷たいものは控え、お粥、味噌汁、スープなど消化吸収の良い温かいものを食べましょう。

3. ナマモノは避ける

生野菜や生魚（刺身、寿司など）はできるだけ避けます。ナマモノは体を冷やし、消化吸収にパワーを使うため、元気な時だけに。お肉もレアではなくミディアム以上の焼き方で。

4. 睡眠や休養をしっかりとる

そもそものエネルギーが少ないので、仕事や家事などは自分のペースを守り、睡眠や休養を確保することが重要です。周りと自分を比べるのをやめ、無理のない適切な質と量で。

気虚の体質によい食材

牛肉、羊肉、エビ、ウナギ、山芋、ねぎ、にら、かぼちゃ、玉ねぎ、にんにく、しょうが、らっきょう、くるみ、栗、豆類、山椒、紅茶、ほうじ茶、杜仲茶

イライラ・ストレス系の気詰まりタイプ

体質

2

気《き》滞《たい》

Check!

- □ イライラしやすく、怒りやすい
- □ 落ち込みやすく、憂鬱感がある
- □ お腹が張ってしまう、お腹が出っ張っている気がする
- □ 咳が出やすい
- □ ゲップ、おなら、ため息が出やすい
- □ 体を締めつける服を着ると体調が悪くなる
- □ 寝つきが悪く、眠りが浅い。睡眠の途中で目が覚めてしまう
- □ 生理前や生理中にお腹の張りがある（あった）
- □ ストレスを感じると、頭痛やめまいがすることがある
- □ 仕事や家庭など根をつめて責任を背負い込みがち

体質の特徴

気の巡りが悪く、体のどこかで「気」が停滞している状態。特に更年期は「気」の流れを作る力が不足するため、ストレスへの感度が高まります。イライラもひどくなると、お腹がパンパンに張って腹痛を起こしたり、イライラから転じて激しく落ち込んでしまい、神経質になったりすることがあります。精神や自律神経のコントロールを乱すこともあり、不安定になりやすいです。特に、完璧主義や神経質な人は注意が必要です。肝の勢いがあり過ぎたり、また、ストレスで胃や横隔膜のところで気が詰まったりすることで、脾胃を傷めることもあります。

更年期対策のポイント

1. 香りを上手に活用

「気」は一旦動きにくくなると、体のあちこちで渋滞気味になりますが、香りが体に入ることで、十二の経絡のスタートである肺の経絡（30ページ参照）を刺激し、気の流れを良くします。

2. 柑橘類がスッキリをもたらす

気滞は「肝」の気の詰まり。肝を巡らすには、シトラスなど柑橘系の香りの活用を。また、イライラ症状が出たら、みかん、ゆず、オレンジなどの柑橘類を食べるのもよいでしょう。

3. 好きなことでストレス発散

好きなことを好きなようにやるのが気滞タイプの基本。趣味や推し活など、楽しいこと、リラックスできることを見つけられれば好転し、日々の養生になります。

4. 運動がわりに朝の深呼吸

更年期は季節にあわせた運動量で体を動かすことが基本（96ページ参照）ですが、気滞タイプは、寝起きの深呼吸もおすすめ。体が覚醒するまでゆっくり10回程度してみましょう。

気滞の体質によい食材

しょうが、にんにく、ねぎ、らっきょう、エシャロット、にら、春菊、柑橘類、えんどう豆、いんげん、セロリ、ミント、アサリ、シジミ、ジャスミン茶など

疲労過多のやせ気味
ゲッソリ系貧血タイプ

体質
3
血《けっ》虚《きょ》

check!

- □ 皮膚につやがなく乾燥している、肌荒れしやすい
- □ 髪がパサパサしている（特に更年期では加速）
- □ 不眠がちで、寝つきが悪かったり、途中で目が覚めたりする
- □ 貧血や立ちくらみ、めまい、目のかすみがある
- □ 動悸、不整脈がある
- □ 爪が縦に割れやすい、白くなる
- □ 手足に痺れがある
- □ やせ気味・細身
- □ 便秘がち
- □ 若い頃に、月経時困難があった（生理痛がキツい、出血量は少なめ、色は薄い）

体質の特徴

栄養素が含まれた「血《けつ》」が不足しているか、「血」を全身に送る機能が十分に働いてない状態。疲労で調子を崩すと、循環が悪くなってゲッソリしがちです。若い頃から細身、顔色は青白いか土気色で、年齢不相応な白髪や抜け毛などがあった人も血虚タイプの可能性大です。生理や何らかの出血(出産・手術など)により、一時的に血虚になったり、それをきっかけに血虚体質になる人もいます。更年期における血虚は「血虚風燥」となる場合が多く、女性ホルモンの減少に伴って血液や体液が不足し、皮膚の乾燥や風邪のような症状を引き起こすことがあります。

更年期対策のポイント

1. 服装は「+一枚」を心がける
「血《けつ》」が不足しているので、体が冷えやすく、寒いと余計に体が動きません。周りの人より一枚上着をプラスして厚着を基本にしつつ、脱ぎ着で調整するようにしましょう。

2. 運動はポカポカしている時に
陽のある日中やお風呂上がりを狙い、軽いストレッチから始めましょう。体重を減らすというより、引き締めを意識。自分が日々を快適に過ごせる運動量をまずは知り、徐々に増やします。

3. 臓腑のリズムを整える
補給した「血」をしっかり循環させるため、食事する時間を意識しましょう(45ページ参照)。一日のリズムが整うと、造血(血を作る)や血の配分も上手にできるようになります。

4. 「血」を作る食材をとる
血虚タイプは食事で「血」を補うのが必須。地鶏、レバー、牡蠣・アサリなどの貝類は補血作用に優れた食品。また、赤い食材は脈管と血を補い、黒い食材は造血を助けます。

血虚の体質によい食材

地鶏、レバー(特に牛レバー)、貝類、うずらの卵、小松菜、ほうれん草、にんじん、トマト、いちご、黒ごま、黒豆、クコ、ナツメ、桃、など

体質4

瘀《お》血《けつ》

肌荒れ・冷えのぼせの血行不良タイプ

check!

- □ (若い頃から)目の下にクマができやすい
- □ 顔色や唇、歯肉など粘膜の色が暗赤色をしている
- □ 乾燥肌でかゆくなったり肌荒れしやすく、シミやそばかすができやすい
- □ 吹き出物や湿疹が出やすく跡が残りやすい
- □ 手足は冷えているが、頭にはのぼせなど熱感ある
- □ 慢性的に肩こり、首こり、頭痛のいずれか(または全て)がある
- □ 痛い部分を押すとさらに痛くなる(気持ち良く感じない)
- □ 物忘れが激しく、感情が爆発してしまいがちになる
- □ 皮膚に細かい血管の筋が浮き出る、静脈瘤がある
- □ 若い頃に、月経の出血量が多く、血塊が出るほうだった

●体質の特徴

体に栄養素を運ぶ「血」の巡りが悪く、体のどこかで血がドロっとして血行が停滞している体質。新陳代謝が落ち、皮膚、爪、筋肉、骨、臓腑、ホルモンに至るまで体の各パーツが健康な状態を維持しづらくなります。血は体の不要物を回収しますが、瘀血になると体の浄化力がダウン。血管（静脈）が浮いて見えたり、静脈瘤になると、瘀血の傾向はさらに強まります。老化とともに血管が硬くなり、体が陰に傾くため、瘀血になりやすくなります。

●更年期対策のポイント

1．同じ姿勢を長時間取らない

長時間同じ姿勢でいると、肩・首・腰をはじめ全身がガチガチになり、痛みや不快感が増します。デスク作業は、定期的に休憩を挟み、ストレッチしたり体勢や場所を変えたりしましょう。

2．運動前と食事前に水を飲む

瘀血タイプはそもそも水を飲むのが嫌いだったり、苦手だったりしますが、血行ドロドロの解消には水が欠かせません。運動前と食事前には、少なくともコップ1杯の水を飲む習慣を。

3．冷えむくみにストレッチ

下半身、特に脚に冷えむくみが出がち。脚の関節や筋肉に負荷をかけてストレッチし、血流を改善しましょう。股関節が硬いと心臓・血管の負担が増すため、股関節のストレッチも忘れずに。

4．湯船には毎日しっかり入る

一日の疲れが取れてリラックスでき全身の血行がよくなります。夏など暑い時は短時間でも足湯にしてもOK。のぼせ気味・ほてりやすい人は就寝の3時間前までには入浴をすませましょう。

●瘀血の体質によい食材

玉ねぎ、らっきょう、山椒、ねぎ、にら、にんにく、しょうが、血の材料になるサンマ、イワシ、アジ、サバといった青魚など

体質 5

陰《いん》虚《きょ》

水（＝潤い）不足で
乾燥し過ぎのほてりタイプ

check!

- □ のぼせや手足のほてりがある
- □ 暑さに弱く、夏がつらい
- □ 喉が渇きやすい
- □ 声がかれ気味で、空咳が出やすい
- □ 寝汗をかきやすい
- □ 赤ら顔、特に頬が赤い
- □ 肌や髪が乾燥している
- □ 尿の量が少ない
- □ 便秘気味、便がかたい
- □ 生理周期は早い傾向にある（あった）

体質の特徴

体の「陰」のエネルギーである「水（津液）」と「血」の両方が不足し、常に熱を感じている体質。血虚タイプと似ていますが、より進行して乾燥しているのが特徴です。更年期では、この陰虚の傾向がかなりの人に出てきます。元々、痩せ型で夜型の人に多いのですが、年齢とともに体のエネルギーが不足すると、誰にでも出る可能性があります。不眠や疲労感が基本的な症状ですが、五臓のどのパワーが不足するかにより、頭痛や微熱、めまい、ほてり、便秘や下痢、肌荒れなど、体の熱を抑えられないことが原因となるさまざまな症状が出てきます。

更年期対策のポイント

1．夜型から朝型生活にシフト

夜更かしは陰のエネルギーを消耗してしまいます。陰のエネルギーは夜に養われるため、夜にしっかりと体を休めることが大切です。

2．運動は汗をかかない程度に

陰虚タイプは汗をかきやすいため、過度な運動は不調のもと。炎天下での長時間のスポーツは避け、汗をかかない程度の運動にとどめます。水泳もよいですが、水分補給は忘れずに。

3．アルコールや脂ものはNG

体温を上げるアルコール類は控えて。脂っこい食べ物や強い香辛料も発汗やほてりを悪化させます。みずみずしい食材や食べ物に水分が入る料理（煮込み、蒸し物など）がおすすめ。

4．酸味と甘味で陰を補う

「酸甘《さんかん》化陰《かいん》」といい酸味と甘味を一緒にとると陰が湧き潤いを生みます。酸味には体を引き締める力、甘味には滋養の力があります。梅干と白米、酢豚、レモンのはちみつ漬けなど。

陰虚の体質によい食材

トマト、梨、ぶどう、みかん、すいか、ライチ、鴨肉、豚肉、アワビ、ハマグリ、れんこん、百合根、豆腐、黒米、菊花茶、緑茶、バラ茶、ほうじ茶など

体質
6
痰《たん》湿《しつ》

慢性疲労の
ぽっちゃり冷え性タイプ

check!

- □ 全身が重だるく、眠さがある
- □ いつも頭が重く、めまいや吐き気がある
- □ 顔や手足にむくみがある
- □ 腰痛、首・肩のこりがある
- □ 便が柔らかく、下痢をしやすい（お腹が冷えやすい）
- □ 太り気味（特に、ぽちゃぽちゃした水太り）
- □ 痰が絡む咳が多い
- □ 鼻炎・花粉症の時に鼻水が多い
- □ 雨や湿気、低気圧がくると体調が悪化する
- □ おりものが多い

体質の特徴

体のどこかで水が滞って流れが悪くなりがちな体質です。痰質タイプは運動不足で、お酒好き、味の濃い食事を好む傾向にあります。塩分やお酒を過剰摂取すると、体の水分調整はさらに難しくなり、老廃物が溜まりやすくなります。「痰湿《たんしつ》阻絡《そらく》」といって、余分な水分が体内に停滞してしまい、むくみやだるさといった症状が生じます。「どれだけ寝てもだるくて朝起きられず、やる気が出ない、疲労感が大きく、腰痛、首・肩のこり、手足のむくみがいつもある」など、西洋医学でいう慢性疲労の症状に近いです。

更年期対策のポイント

1. 運動して筋肉をつける

筋肉を作り代謝を高めていけば、体質は自ずと改善し、健康維持につながります。汗をかく運動を意識しましょう。滞った水が汗になり体から出ることでデトックスになります。

2. 温かい服装を意識する

冷えに弱いため、体を冷やすとむくみも悪化します。血虚タイプと同様に、周りの人よりも一枚厚着を基本に、脱ぎ着で調整しましょう。特に手首、足首、首を温めるのがポイントです。

3. 冷たい物をとり過ぎない

お酒を飲む際は、キンキンに冷えたビールだけではなく、お湯割りを飲んだり、チェイサーを白湯にするなどして、温かい物も挟んでください。ソフトドリンクも基本的にはホットを。

4. 過食をやめ、適正な食事を

痰湿タイプは食欲を無視した過食で体調を崩しがち。ダラダラ間食は控えて。食事の時に、ほうじ茶など温かい飲み物を一緒にとると、水からくる毒（水毒）を排除し、水の代謝をよくします。

痰湿の体質によい食材

脱水効果のある冬瓜、すいか、ごぼう、大根、緑豆・小豆などの豆類、とうもろこし、もやし、梅、りんご、海藻類、きのこ類、ほうじ茶、バラ茶、紅花茶など

陽のパワー不足の冷え性タイプ

check!

- □ 手足がいつも冷えている
- □ 腹部や下半身が冷えやすい
- □ 冷えると腰や関節が痛くなる
- □ 色白である
- □ 髪の毛が抜けやすい
- □ 筋肉がたるみやすい
- □ 尿の色が薄く、量は多い
- □ 膀胱炎を繰り返す
- □ 冷えると症状が悪化し、温めると緩和する
- □ 内向的な性格をしている

体質
7
陽《よう》虚《きょ》

体質の特徴

生命エネルギーの源である陽のパワーが少なく「気」が不足しています。手足やお腹、下半身など冷えに悩まされていて元気がなく、脾胃や腎の機能が衰えやすく、夜に頻尿になるなど、更年期というより老人のイメージに近い状態。生まれつき陽のパワーが少なく、小さい頃から陽虚という人も稀におり、内向的な性格であることが多いです。逆に、年齢や過労、手術や大きな事故などをきっかけにして陽のパワーを大きく損ない、陽虚体質になった場合、昔に比べて内向的になったなと感じることがあります。

更年期対策のポイント

1. 体温を保つ服装を

元々体が持つ熱が少ないので、体熱を失わない服装を心がけます。夏をのぞいては服の素材にも気を配りましょう。腹巻や毛糸のパンツを着用したり、カイロや湯たんぽなどの活用を。

2. 風に当たらないように注意

風に当たるとすぐ冷えて不調になってしまいます。強風の日はもちろんですが、天気のよい日に散歩や日光浴をする時も、できるだけ風のないタイミングで。夏のエアコンの風も要注意です。

3. 体に熱をプラスする食品を

体熱が少ないので体に陽を補う食品＝ねぎ、にら、にんにく、しょうがなどの補薬菜を食べましょう。熱を奪われないように、魚や野菜を生で食べることは控え、加熱していただきます。

4. 体を冷やすものを食べない

一年中冷えに悩まされるタイプなので、もともと苦手な方も多いのですが、冷たい飲食物は厳禁です。手で触れてみて冷たく感じるものはできるだけ控えましょう。

陽虚の体質によい食材

羊肉、牛肉、鶏肉、シナモン、ターメリック、こしょう、山椒、八角、黒い色をした食品（黒ごま、黒米など）、くるみ、栗、紅茶など

体質
8
湿《しつ》熱《ねつ》

ジクジク汗っかきの
ガッチリ肥満タイプ

Check!

- □ 暑がりで冷房を好む
- □ 太り気味でガッチリ体型
- □ 短気なほうで、せっかちで
  イライラしてしまう
- □ アレルギー体質で
  皮膚炎や花粉症がある
- □ 顔が赤く、ニキビや吹き出物が多い
- □ オイリー肌である
- □ 便秘、便がねっとりしていて臭いがある。
  オナラもよく出る
- □ 口臭、体臭が強い
- □ お腹が張ってオリモノが多い
- □ 生理周期は早く、出血量が多い

体質の特徴

ガッチリして健康そうなのに、目や鼻、耳などの粘膜が弱く、粘性のジクジクした症状が出やすいタイプ。暴飲暴食の習慣の人に多く、体内の水が渋滞を起こし続けた結果、余分な水が熱を強く持ち、熱が溢れています。本来、水は体を冷やして沈静化する力を、熱は体を温め活性化する力を持ちます。ところが、湿熱は体内のバランスが崩れ、この相反する二つの力が共に過剰になり悪さをしている状態。体内の流れがドロドロして、不快な症状につながります。湿疹や水泡のように皮膚に症状が出ることも。利尿や発汗などで、水と熱をコントロールすることが必要です。

更年期対策のポイント

1. 運動して汗をかく習慣を

過剰な水と熱を体外に出すことが大切。しっかり運動して汗をかき、熱がこもりにくい状況を作りましょう。右ページで5つ以上のチェックがつく場合、秋・冬にも体を動かす習慣を。

2. 軽めの夕飯&しっかり睡眠

夜はエネルギーを使わないので、鼻水や吹き出物などの熱の症状が強く出て、睡眠を阻害します。夕飯でのエネルギー補給はほどほどに。スープやお粥など、軽めにすませましょう。

3. 熱を持ち過ぎない食事を

にんにくやしょうが入りのスープは熱を持ち過ぎています。揚げたり炒めたりしたお肉、辛い物、お酒、餅は体熱を増やします。食べたい場合は、夕飯は避け、朝か昼に食べましょう。

4. 自分を褒めて健康アップ!

自分自身で変わったと思えないと、三日坊主もありうるタイプ。少しでも、よい変化のための努力をしたら、素直に自分を認めて褒め、喜びましょう。

湿熱の体質によい食材

脱水効果のある大葉、体の毒を排出するセロリ、清熱作用のある大根や冬瓜の他、すいか、きゅうり、いんげん豆、小豆、りんご、菊花茶、ミントティーなど

セルフケア

自分の手を使って、自分の体を整える

心身を健やかに整え、更年期症状を軽くして、上手に乗り切るために、自身に合ったセルフマッサージを取り入れてみましょう。

東洋医学では、体の適切な箇所に刺激を与えることで、健康維持に役立てます。体の適切な箇所とは、経路《けいらく》や経穴《けいけつ》（63ページ参照）のこと。さまざまな臓腑とつながっているため、ここを刺激することで体を整えることができるのです。「刺激する」にはいくつかの方法があります。鍼《はり》や灸《きゅう》で刺激する鍼灸《しんきゅう》は、知っている方も多いでしょう。一方、鍼や灸などの道具を使わずに、体に手技を施す推掌《すいな》と呼ばれる治療法があります。漢方・鍼灸と並び、中国三大療法の一つで、「擦る」「揉む」などの数々の手技を適切に施すことで不調をなくし、体を整えます。ここでは推掌を元に、自分でできるよう簡単にアレンジして紹介します。

セルフ推掌での6つの手の使い方

●摩《ま》法《ほう》

摩は「なでる」の意味。優しい刺激を与えるので、すぐ下に内臓があるお腹や胸部が冷えていたら摩法がぴったりです。お腹も胸を円をイメージして行いましょう。

●擦《さつ》法《ぽう》

前後に手を動かしてさする、優しい刺激を大きくいれる方法です。皮膚や呼吸を整え、強化するのに適しています。ゆっくり呼吸をしながらやるとさらに効果が上がります。

●揉《じゅう》法《ほう》

手根部や親指の付け根を使って、甘くじんわりと柔らかく自重をかけます。全身どこでも使えますが、まずは手足から行います。点ではなく面を意識して硬さをとりましょう。

●推《すい》法《ほう》

ツボ押しの基本は親指で押すですが、その他の指を使うこともあります。ツボの効果を出したい時は指頭を使います。優しく気血の流れを生みたい時は指腹で押しましょう。

●捻《ねん》法《ほう》

体のパーツを捻ってピリッとした刺激を与えます。指のこわばり・変形予防・冷え、首の寝違えに効果があります。指を捻りながら首まわしをすると動きがよくなります。

●振《しん》法《ぽう》

硬さを感じる時は振動を加えて、ほぐしていきましょう。ほぐしたいところの力を抜いて、ゆさゆさっと動かします。こりや筋肉の硬さだけでなく、神経痛にも効果的です。

冷たいお腹が気になる

たとえば

気虚・血虚・痰湿・陽虚
タイプ

まるく擦って優しく温め、
脾胃のパワーを回転！

冷え症が進むと冬はもちろん、
夏でもお腹がびっくりするほど冷たい時があります。
冷えは更年期女性の大敵。
お腹を摩擦することで冷えを改善し、気血を整えます。

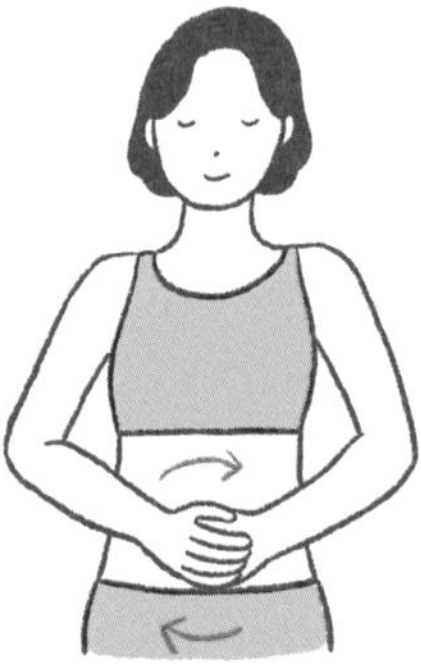

利き手を上、反対の手を下にして、両方の手のひらを重ねます。下の手を擦る道具として考え、上の手で少しだけ圧を加えるよう意識してください。時計回りに両手を動かしましょう。

memo

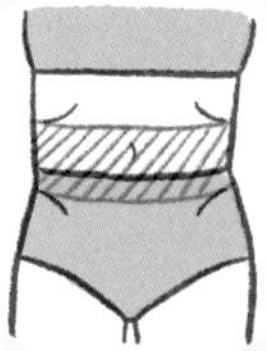

お腹や腰の周りをひとまわりする一帯を「奇経帯脈」といいます。このあたりも擦って温めると、生理痛・生理不順や、長時間のデスク仕事や運転による慢性的な腰痛などへの対策や予防になります。

呼吸が小さくスッキリしない

たとえば

気滞 タイプ

肋間をさすってほぐし、呼吸を楽にする

ストレスが溜まると肋間の動きが硬くなりがちです。
肋間をほぐして、深呼吸できるようにしましょう。
大きく呼吸ができるようになると
全身にしっかり気血が巡り、パワーUP。

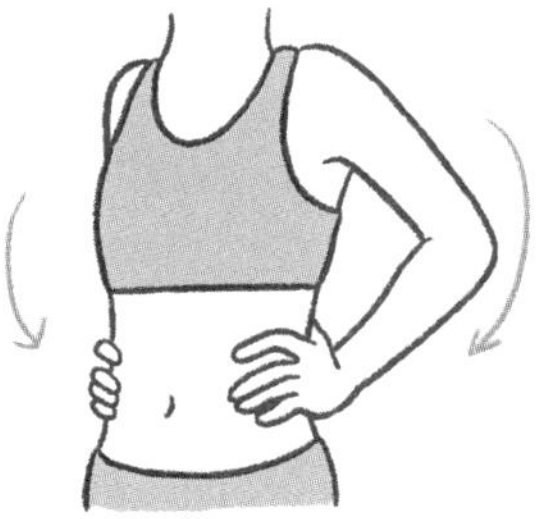

手のひらを肋間（肋骨と肋骨の間）に沿わせ、包み込むように外側から内側へさすります。手の力は抜き腕を動かすのがコツ。背中側は、手を軽く握り肋骨を開くイメージで内側から外側へ動かします。

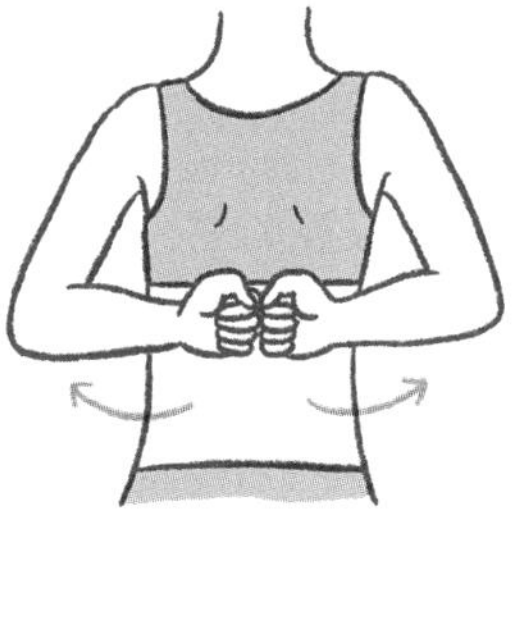

memo

呼吸が小さくなると、体のポンプ機能が落ちて、末端までエネルギーが届かず、全体的に動きが悪くなります。呼吸が大きくなれば、筋肉に気血が届くようになり筋力UPにもつながります。

足がむくみ、血管が浮き出る

たとえば

瘀血・痰湿
タイプ

すねを叩いてむくみ解消、静脈瘤予防にも

**血管が浮き出るのは、血流が滞っているから。
血行不良は静脈瘤なども引き起こし、
さらに血の巡りが悪くなるという悪循環。
足の血流を改善しましょう。**

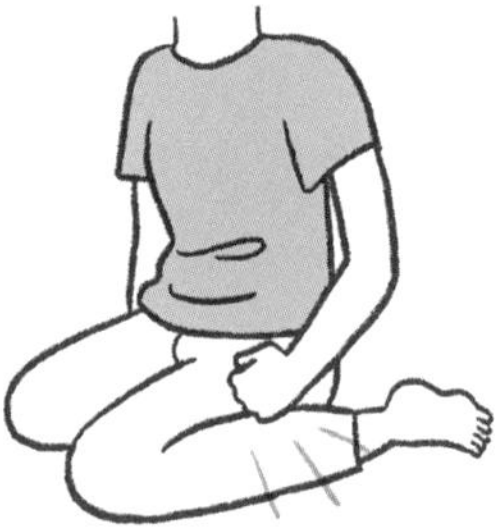

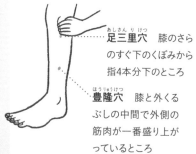

床にぺたん座りをします。軽く手を握り、小指側ですねの上から下まで少しずつずらしながら、ポーンポーンと10回程度叩きます。この時、足三里穴や豊隆穴の位置を意識するとより効果的。反対の足も同じように行います。

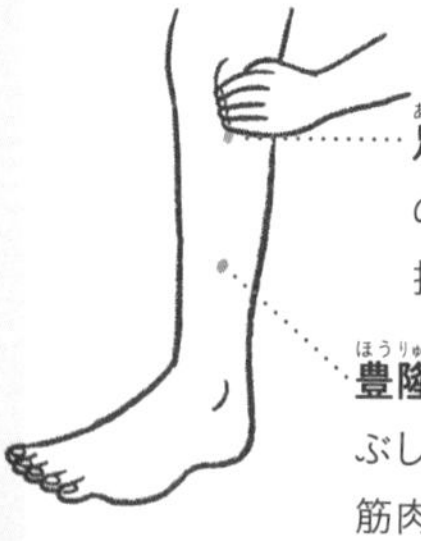

足三里穴《あしさんりけつ》 膝のさらのすぐ下のくぼみから指4本分下のところ

豊隆穴《ほうりゅうけつ》 膝と外くるぶしの中間で外側の筋肉が一番盛り上がっているところ

memo

すねに刺激を与えると、胃が元気になるので食欲がない時にも良く、しっかり食べられるようになって生命力がUPします。梅核気(のどの詰まりや閉塞感)にも効きます。

生理不順や貧血がつらい

たとえば

血虚
タイプ

鼠径部・大腿内側に圧をかけて肝のパワーを通す

**女性系のトラブルや貧血などは「肝」が弱っている証拠。
血の流れを改善する＝「活血」のため
鼠径部・大腿内側に圧をかけて
脚で滞っている血に弾みをつけて上に押し上げましょう。**

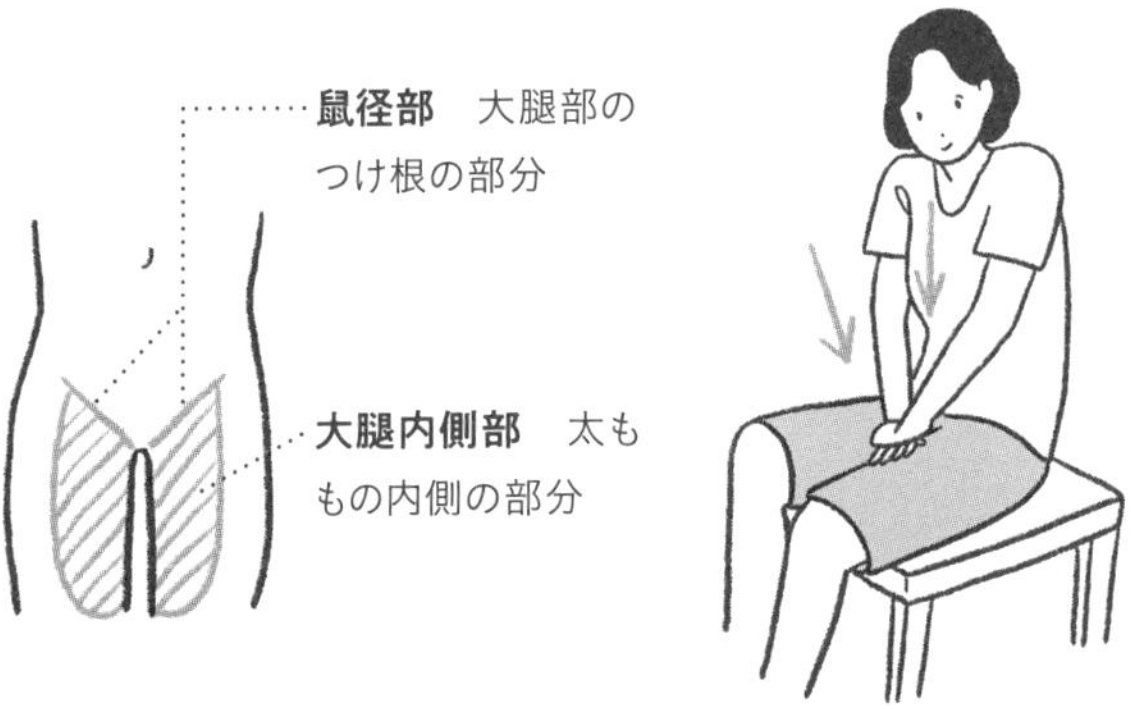

大腿内側部に圧をかけて、脚の血を上に戻す手助けをし、血の流れをコントロールしている「肝」にもパワーを届け、血の巡りをよくしましょう。鼠径部には子宮につながる組織（子宮円索）があるので、女性系のトラブルに効きます。

脚と反対側の手の親指のつけ根のふくらみをあて、その上に脚と同じ側の手を重ねます。腕や手の力で押すのではなく、自重をのせてじんわりと圧をかけます。それぞれの手によって、斜め上からと真上からの圧がかかり、良い刺激に。

ほてりやのぼせがある

たとえば

湿熱・痰湿・陰虚
タイプ

手足の指に刺激を与えることで
熱をクールダウン

更年期症状の代表ともいえる熱の症状。
手の指にある「井穴」というツボに
刺激を与えることで
体の中に溢れている余計な熱を落ち着かせます。

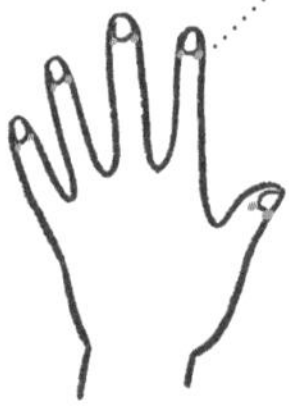

井穴《せいけつ》　爪の生え際から2mmほど下

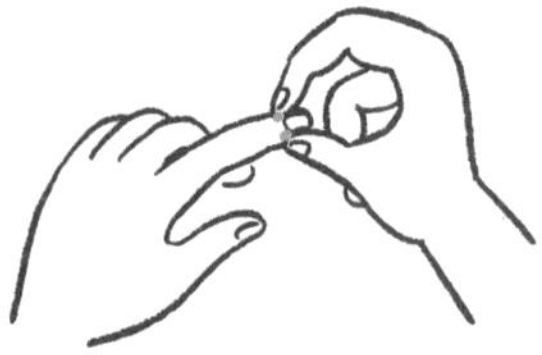

爪の生え際から2mmほど下にある井穴というツボを反対の手を使って刺激します。指1本10～20秒ほど刺激してください。しっかりめに押して、痛気持ちいいくらいが効果的です。

memo

井穴は熱を逃がすだけでなく、自律神経を整え、免疫力アップにも効果があります。また、イライラを鎮めたり、精神の疲れの回復にも役立ちます。

足が攣りやすい

たとえば

陽虚・気虚
タイプ

筋肉の冷えを解消するため
叩いて揉んで、経筋を温める

陽のパワーが不足すると、手足の先だけでなく
筋肉も冷えて緊張・収縮してしまい、足が攣りやすくなります。
また、筋肉の冷えは臓腑の冷えにつながり、
さらに老化につながるため、早めの改善が大切です。

腎兪穴《じんゆけつ》　ウエストのくびれ（背中側）の背骨から指2本外側の部分

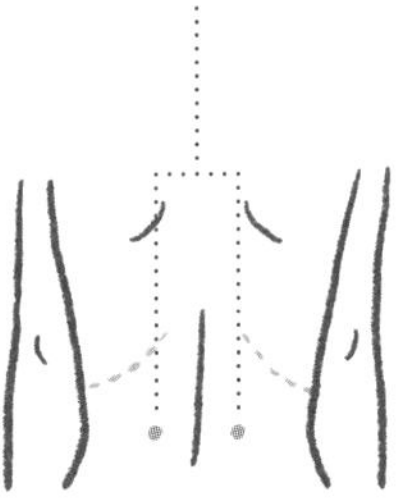

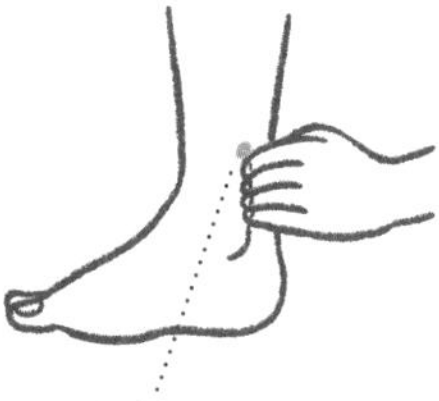

三陰交穴《さんいんこうけつ》　内くるぶしから指4本分のところ

承山穴《しょうざんけつ》　ふくらはぎの筋肉（力を入れた時に出る筋肉）からアキレス腱への移行部

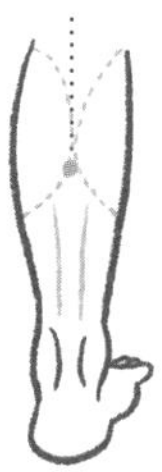

手を軽く握り、腎兪穴は親指側で、三陰交穴は小指側で叩きます。骨（脛骨）ではなく骨の下の筋肉、もしくはぶらぶらっとゆるんだ肉を狙って、トーントーンと叩きます。

承山穴は「叩く」より「揉む」。すね全体を掴むイメージで人差し指・中指・薬指・小指を足に沿わせ、足陽明（62ページ参照）の経筋（胃経のライン）を軽く刺激します。

おわりに

東洋医学式のおうち養生、いかがでしたか。

体を温めて冷えをとったり、体に良い食材を食べたり、
適度な運動をしたり、規則正しい生活をしたり。
改めて言われなくても、分かっているのに……
ということも、多かったのではないでしょうか。
けれど、実は、こうした毎日の習慣の積み重ねが
私たちの体と心を養っているのです。

東洋医学では、私たちの心身は
エネルギーや活力である「気」、
栄養を全身に届け、また不要なものを回収し運ぶ「血」、
血液以外の体内の水分である「水」が
バランスよく、体を巡っていることで、健やかな状態を保つと考えます。

更年期になると、このバランスが徐々に（あるいは一気に）崩れ、

心身のさまざまな不調となって現れます。
本書で紹介した東洋医学式の養生術は、
食事や運動など、アプローチの仕方はさまざまありますが
どれも、この「巡り」と「バランス」を整えることを意識したもの。
「気・血・水」が滞っていない、
巡りのいい体づくりを目指しているのです。

更年期と上手くつき合い、乗り越えるためにはもちろん
ポスト更年期後も、元気に健やかに、
そして楽しく日々を過ごすためにも
巡りのいい体に整えることが、とても大切です。

ご自身の暮らしに取り入れやすいものからで構いません。
本書の養生術を一つ、二つと実践していき、
「巡りのいい人」になって、
これからの人生も、いきいきと楽しんでいただけたらと思います。

参考文献

『黄帝内経二十四節氣養生全書』常學輝 編著（西北国際）

『【図解】経筋学　基礎と臨床』西田皓一 著（東洋学術出版）

『基本としくみがよくわかる　東洋医学の教科書』

平馬直樹、浅川要、辰巳洋 監修（ナツメ社）

『プロが教える東洋医学のすべてがわかる本』

平馬直樹、浅川要、辰巳洋 監修（ナツメ社）

『推拿学』兪大方 主編（上海科学技術出版社）

『董氏奇穴実用手冊』邱雅昌 編著（人民衛生出版社）

『耳穴治百病』陳抗美、高暁蘭 著（大展出版社）

『素問ハンドブック』池田政一 著（医道の日本社）

『資源・応用薬用植物学』奥田拓男 編（廣川書店）

『神農本草経』森養竹 著（昭文堂）

『黄帝内経白話詳解』鄭紅斌 著（大店出版社）

『図解　からだの違いがわかる　男と女の解剖学』神保勝一 編著（ベクトル・コア）

『中国医学の源がわかる　まんが易経入門』周春才 著、鈴木博 訳（医道の日本社）

『誰でもできる経筋治療』篠原昭二 著（医道の日本社）

著者

●鈴木知世　すずき・ちせ

仁愛中国鍼灸院院長。

鍼灸師・東洋医学研究家。身体が蘇るリライブシャツ「RELIVE」（株式会社りらいぶ）顧問。

東京都生まれ。学習院大学卒業後、第一勧業銀行（現、みずほ銀行）に入行。頸部の怪我をきっかけに医療に興味をもつようになり、米国の邦人向けクリニックに勤務。医療財団法人の事務局長も兼任する。2003年、西洋医学と東洋医学の長所を融合した、中西結合医療の総合病院（中国広東省／広州中医薬大学付属医院）で邦人部門プロデューサー、及び通訳になる。日本でも中西結合医療が必要という信念のもと、鍼灸師の資格を取得（呉竹鍼灸柔整専門学校卒）。神奈川県横浜市内の内科・泌尿器科医院で鍼灸治療部門を立ち上げる。2014年、同県大和市にある仁愛中国鍼灸院の前院長（西洋医／中医）と中西結合医療が不可欠という信念を共有し、二代目院長となる。同院は25年以上続く治療院で、全国から患者が訪れる。東洋医学に基づき、延べ3万人以上の体を診てきた。季節や天候に合わせた治療も行い、ゴルフ・気象関連サイトにて、四季養生法を監修・データベースを公開。2021年、身体が蘇るリライブシャツ「RELIVE」（介護・スポーツ・医療）の顧問に就任し、医療・スポーツ・健康増進と幅広く貢献している。著書に『1週間に1つずつ。いつも調子がいい人の体を動かす習慣休める習慣』（ディスカヴァー・トゥエンティワン）、『60歳から始める！人生100年の養生術』（徳間書店）などがある。

https://jinaichugoku.com/

イラスト　oyasmur
デザイン　いわながさとこ
本文DTP　ウエイド
編集協力　野口英明
校正　佐藤知恵

本書の内容に関するお問い合わせは、お手紙かメール（jitsuyou@kawade.co.jp）にて承ります。恐縮ですが、お電話でのお問い合わせはご遠慮くださいますようお願いいたします。

あなたのカラダとココロに寄り添う
更年期とのつき合い方

2023年6月20日　初版印刷
2023年6月30日　初版発行

著　者　鈴木知世
発行者　小野寺優
発行所　株式会社河出書房新社
〒151-0051
東京都渋谷区千駄ヶ谷2-32-2
電話　03-3404-1201（営業）
03-3404-8611（編集）
https://www.kawade.co.jp/
印刷·製本　図書印刷株式会社

Printed in Japan
ISBN978-4-309-29315-8